Die „Monographien aus dem Gesamtgebiete der Neurologie und Psychiatrie" stellen eine Sammlung solcher Arbeiten dar, die einen Einzelgegenstand dieses Gebietes in wissenschaftlich-methodischer Weise behandeln. Jede Arbeit soll ein in sich abgeschlossenes Ganzes bilden. Diese Vorbedingung läßt die Aufnahme von Originalarbeiten, auch solchen größeren Umfanges, nicht zu.

Die Sammlung möchte damit die Zeitschriften „Archiv für Psychiatrie und Nervenkrankheiten, vereinigt mit Zeitschrift für die gesamte Neurologie und Psychiatrie" und „Deutsche Zeitschrift für Nervenheilkunde" ergänzen. Sie wird deshalb deren Abonnenten zu einem Vorzugspreis geliefert.

Manuskripte nehmen entgegen

aus dem Gebiete der Psychiatrie:	Prof. Dr. M. Müller Bern, Bolligenstraße 117
aus dem Gebiete der Anatomie:	Prof. Dr. H. Spatz Gießen, Friedrichstraße 24
aus dem Gebiete der Neurologie:	Prof. Dr. P. Vogel Heidelberg, Voßstraße 2

MONOGRAPHIEN AUS DEM GESAMTGEBIETE DER NEUROLOGIE UND PSYCHIATRIE
HERAUSGEGEBEN VON
M. MÜLLER - BERN · H. SPATZ - GIESSEN · P. VOGEL - HEIDELBERG
HEFT 91

STUDIEN ZUR PATHOGENESE DER MYOTONISCHEN DYSTROPHIE

VON

Dr. E. KUHN

PRIVATDOZENT DER INNEREN MEDIZIN
OBERARZT DER MEDIZINISCHEN UNIVERSITÄTS-POLIKLINIK HEIDELBERG

MIT 27 ABBILDUNGEN

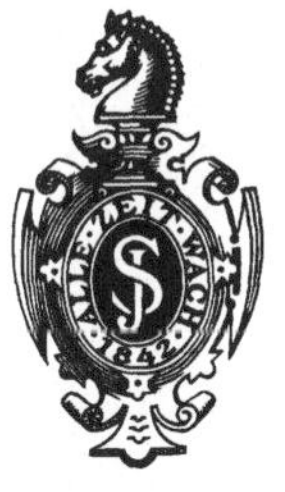

SPRINGER-VERLAG
BERLIN · GÖTTINGEN · HEIDELBERG
1961

Aus der Medizinischen Universitäts-Poliklinik Heidelberg
Direktor: Prof. Dr. med. H. PLÜGGE

ISBN 978-3-540-02729-4   ISBN 978-3-642-88314-9 (eBook)
DOI 10.1007/978-3-642-88314-9

MEINER FRAU
UND MEINEN KINDERN
GEWIDMET

Geleitwort

Die hiermit vorgelegte Monographie von ERICH KUHN über die myotonische Dystrophie erscheint mir in vielfältiger Weise begrüßenswert.

Schon der seit ungefähr 60 Jahren immer wieder aufgegriffene Versuch, das Wesen dieser Erkrankung zu erforschen, rechtfertigt das Vorhaben, das Wichtige vom Unwichtigen, das Veraltete vom Neuen, das Sichere vom Unsicheren zu scheiden.

Das ist im Laufe der Jahrzehnte nicht leichter geworden. Denn die Vielfalt in der Symptomatologie dieser Krankheit erfordert in dieser Zeit der zunehmenden Spezialisierung eine so breite Skala von Kenntnissen und eine Vertrautheit mit so ungewöhnlich heterogenen Untersuchungsmethoden, wie sie heute nur wenig gut ausgebildete Ärzte besitzen.

So ist es kein Zufall, wenn sich seit Jahrzehnten gerade diejenigen Internisten mit unserem Thema beschäftigt haben, die einen weiten, über den Internismus hinausreichenden Horizont besaßen. Und in gleicher Weise halte ich es nicht für zufällig, wenn ein Autor wie ERICH KUHN sich in jahrelangen Untersuchungen an dieses Thema gewagt hat. Denn ohne die anspruchsvolle und geistreiche Schulung durch seinen früheren Lehrer CURT OEHME wäre ihm weder das Thema attraktiv, noch das Rüstzeug für die notwendigen Untersuchungen an die Hand gegeben worden.

So ist es auch erklärlich, daß ERICH KUHN sich mit guten Gründen von manchen früheren Konzeptionen distanziert, mit denen sich einige der früheren Untersucher die Sache leicht gemacht haben.

So sehe ich es als Vorteil an, wenn der Autor nicht zu einer endgültigen Definition, zu einem vermeintlich unerschütterlichen Standpunkt kommt. Derartiges ist heute nicht möglich. Das Hauptverdienst dieser Arbeit besteht nicht zuletzt im kritischen Ausscheiden des seit Jahrzehnten unhaltbar Gewordenen und in der aus dieser Sichtung sich zwanglos ergebenden vorsichtigen Formulierung einer Arbeitshypothese für diejenigen, die sich in Zukunft weiterschreitend an unser ebenso fesselndes wie schwieriges Thema wagen wollen.

Heidelberg, im Juli 1961

H. PLÜGGE

Inhaltsverzeichnis

I. Einleitung und Fragestellung

Das Krankheitsbild, zu dem diese monographische Darstellung einen Beitrag von internistischer Seite liefern soll, ist reich an Symptomen.

Da diese alle Teilgebiete der Medizin betreffen, wird auch der Internist seinen Beitrag zu einer kritischen Bearbeitung der hier noch offenen Probleme leisten können.

Eine kurze geschichtliche Übersicht über die Entwicklung des Krankheitsbildes der myotonischen Dystrophie ist wohl am ehesten geeignet, unser Vorhaben verständlich zu machen.

Das Krankheitsbild wurde erst um die Jahrhundertwende durch die Arbeiten von J. HOFFMANN [97–100], SCHOENBORN [199], ROSSOLIMO [188], CURSCHMANN [43], FÜRNROHR [71], VOSS [225], CHVOSTEK [38] u.a. beschrieben. Diese Autoren berichteten über Fälle von Myotonie mit Muskelatrophie, die sie als eine der möglichen Verlaufsformen der Myotonia congenita ansahen. Letztere hatte THOMSEN [221], der selbst an dieser Krankheit litt, 1876 beschrieben. H. CURSCHMANN [43, 44] war der erste, der die nosologische Selbständigkeit der myotonischen Dystrophie forderte. Dies hat sich in den späteren Jahren als richtig erwiesen. STEINERT [216] beschrieb schon 1909 bevorzugte Lokalsymptome der Muskeldystrophie (Vorderarme, Sternocleidomastoideus und Gesichtsmuskulatur). Ebenfalls 1909 erschien die Arbeit von BATTEN und GIBB [10], die, ohne Kenntnis der STEINERTschen Arbeit, zum gleichen Resultat kamen.

Anfänglich galt das Leiden als außerordentlich selten. J. HOFFMANN [98] berechnete 1900, daß nach den damaligen Berichten 9 % aller Patienten mit THOMSENscher Erkrankung die dystrophische Verlaufsform nähmen. Diese Annahme war falsch, wie sich bald herausstellte. In Wirklichkeit tritt die myotonische Dystrophie viel häufiger auf als die Myotonia congenita.

Ein neuer Irrtum schlich sich ein, als ROHRER [185] berichtete, daß das männliche Geschlecht stark bevorzugt von der myotonischen Dystrophie befallen würde. FLEISCHER [67] dagegen hatte mehr Frauen unter seinen Patienten mit dieser Erkrankung gesehen. Richtig ist wohl aber, daß das männliche und das weibliche Geschlecht gleich häufig befallen werden, wie die von MAAS und PATERSON [155] bei 547 myotonischen Dystrophikern festgestellte Verteilungsziffer zeigt.

Besonders durch die Arbeiten von FLEISCHER [67, 68] und VOGT [222–224] wurde die Bedeutung der Katarakt für Diagnose und Differentialdiagnose erkannt. Die Zahlenangaben über ihre Häufigkeit schwanken. SAUTTER [192] fand sie obligat, wir [127] in 75 % bei unseren Patienten. Sicher gehört die Katarakt jedoch zu den Kardinalsymptomen der Erkrankung. Sie spielt eine entscheidende Rolle bei der Abgrenzung der Formen der myotonischen Dystrophie von der Myotonia congenita, die über längere Zeit ohne klinisch faßbare Dystrophie verlaufen. Denn bei der Myotonia congenita wird die typische Katarakt nicht gefunden. Die Tatsache, daß die Katarakt ein sehr häufiges Symptom der myotonischen Dystrophie ist, ließ verschiedene Autoren annehmen, daß die Neben-schilddrüse, bei deren Unterfunktion Kataraktbildung bekannt war, für die Ent-stehung des Leidens eine zentrale Bedeutung hätte. Im endokrinologischen Teil wird zu dieser Annahme Stellung genommen.

Die Hodenatrophie als weiteres Kardinalsymptom der myotonischen Dystro-phie erkannt zu haben, verdanken wir STEINERT [216]. Vor ihm hatten schon GAUPP [75] und FÜRNROHR [71] Hodenatrophie bei Myotonie beschrieben. Auch für dieses Symptom schwanken die Häufigkeitsangaben, sie liegen aber alle über 50 %. Die Mehrzahl der Autoren findet einen wesentlich höheren Prozentsatz von Hodenatrophien bei diesem Leiden. Als obligates Symptom wurde es aber bisher von keinem der Untersucher angegeben, die eine größere Zahl von Patienten über einen längeren Zeitraum beobachteten.

STEINERT [217] war es auch, der zuerst 1910 über Menstruationsstörungen bei weiblichen Patienten mit myotonischer Dystrophie berichtete. Dies wurde von den nachfolgenden Untersuchern immer wieder bestätigt und ist in seiner Be-deutung dem Befund der Hodenatrophie bei männlichen Patienten gleichzuordnen. Auch den Störungen der Keimdrüsen wurde eine erhebliche Bedeutung für die Pathogenese der myotonischen Dystrophie beigemessen.

Zu der Beschreibung dieser Kardinalsymptome gesellten sich, anfangs ver-einzelt, mit der Zeit aber immer zunehmend Berichte über Störungen an anderen endokrinen Organen.

Eine Struma erwähnten in diesem Zusammenhang GAUPP [75] 1900 und STEI-NERT [216] 1909. In kaum einer späteren Mitteilung, die eine größere Zahl myoto-nischer Dystrophiker umfaßt, fehlen Strumaträger. Diese Beobachtung und die der „myotonoiden" Reaktionen bei der Hypothyreose waren an mancher Fehl-diagnose schuld und verleiteten dazu, auch die Schilddrüse in die pathogenetischen Erwägungen über die myotonische Dystrophie einzubeziehen.

Störungen an der Nebenniere wurden erst 20 Jahre später von AMYOT [6] ver-mutet.

Der Hypophyse oder dem Hypophysen-Hypothalamussystem wurde schon recht bald für die Entstehung des Leidens Bedeutung beigemessen [144, 156]. Die entfernte Ähnlichkeit mancher Fälle mit dem Bild der SIMMONDSchen Kachexie, die in diesen Jahren als das typische Krankheitsbild erheblicher hypophysärer Unterfunktion galt, gab dazu Anlaß. Hinzu kam, daß sich häufig eine kleine Sella, zum Teil mit Sellabrücke fand. Dieser Befund wurde als weitere Stütze für diese Meinung eines Zusammenhanges zwischen Hypophysenunterfunktion und myoto-nischer Dystrophie herangezogen. Im speziellen Teil wird diese Frage ausführlich diskutiert.

CURSCHMANN [44–46] nahm als Ursache für das Leiden eine Schädigung bzw. eine primäre angeborene funktionelle oder morphologische Schwäche in den „Zen-tren der autonomen Funktionen des Zwischenhirns" an.

CHRISTENSEN [37] äußert die gleiche Meinung.

NAEGELI [174] war von der rein endokrinen Natur der Erkrankung überzeugt. Er fordert wörtlich: „Die atrophische Myotonie ist also gänzlich aus der Gruppe der Muskelveränderungen auszuscheiden und in die innersekretorischen Erkran-kungen einzugliedern und stellt hier eine scharf umschriebene pluriglanduläre Er-krankung mit ausgesprochener Vererbung dar."

Diese Meinungen konkurrierten, verteidigt oder angegriffen in weiteren Publikationen der folgenden Jahre und Jahrzehnte.

Hier ist die Ausgangslage, in der unsere eigenen Untersuchungen ansetzen mit der Absicht, unter Einbeziehung moderner Untersuchungsmethoden ein kritischeres Bild zu gewinnen.

Da in neuerer Zeit zunehmend häufiger bei Erbkrankheiten klar definierte Störungen im Stoffwechsel festgestellt werden konnten, wurde dieses Gebiet auch in unsere Untersuchung der myotonischen Dystrophie aufgenommen.

Lohnenswert schien es außerdem, der Frage nachzugehen, in welcher Weise der Herzmuskel an der Krankheit beteiligt ist, nachdem klinische und elektrokardiographische Befunde die Annahme nahelegen, daß sie dem Grundleiden zuzuordnen sind. Eine erweiterte Untersuchungsmethodik versprach den Gewinn neuer Gesichtspunkte, die vielleicht auch Rückschlüsse auf die Art der übrigen Störungen zulassen könnten.

Wir verzichten im folgenden auf die ausführliche Darstellung des Krankheitsbildes in seiner klinischen Ausgestaltung. Es wird auf die entsprechenden Handbuchartikel (H. CURSCHMANN im Handbuch der Neurologie Bd. 16, 1936, und P. E. BECKER im Handbuch der Inneren Medizin Bd. V, 2, S. 938, 1953) verwiesen. Wo wir bei einzelnen unserer eigenen Fälle eine abweichende oder bemerkenswerte Symptomatik gefunden haben, berichten wir in den jeweiligen folgenden Kapiteln.

Die Untersuchungen wurden bei 16 Männern und 13 Frauen durchgeführt. Nicht bei jedem dieser Patienten konnten alle beabsichtigten Untersuchungen vorgenommen werden. 10 Patienten wurden dankenswerterweise von der Nervenabteilung der L. Krehl-Klinik (Direktor: Prof. Dr. P. VOGEL) überwiesen.

II. Endokrinologische Untersuchungen

1. Die Keimdrüsen des Mannes

Die Veränderungen an den Hoden waren schon sehr früh aufgefallen und haben bald einen gebührenden Platz in der Symptomatologie der myotonischen Dystrophie eingenommen [*71, 75, 185, 216*]. Die Autoren, die eine größere Zahl Patienten aus eigenem Krankengut überblickten oder aus der Literatur zusammengestellt hatten, fanden atrophische Hoden in 80–90% [*39, 220*]. Die sekundären Geschlechtsmerkmale sind fast immer normal ausgebildet (s. Abb. 1, 2 und 3).

Es kann von vornherein daraus gefolgert werden, daß bei der myotonischen Dystrophie das Leydigsche Zellsystem in seiner inkretorischen Leistung während der Pubertät praktisch kaum gestört ist. Da häufiger über Zeugungsunfähigkeit berichtet wurde, bestand schon anamnestisch der Verdacht, daß es sich bei den Hodenveränderungen um solche am samenbildenden System handelt. Die Obduktionsbefunde von Patienten mit myotonischer Dystrophie und die in den letzten Jahren häufiger geübte Hodenbiopsie bestätigten dies. Es wurden fast immer recht gleichförmige Veränderungen verschiedenen Ausmaßes an den Samenkanälchen gefunden. Sie bestehen aus Atrophie der Tubuli contorti, die zum Teil vollkommen obliteriert sind. Die Tunica propria ist teilweise als verdickt, manch-

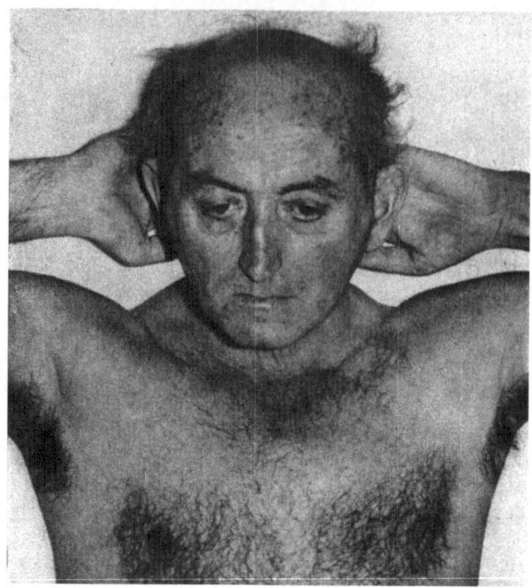
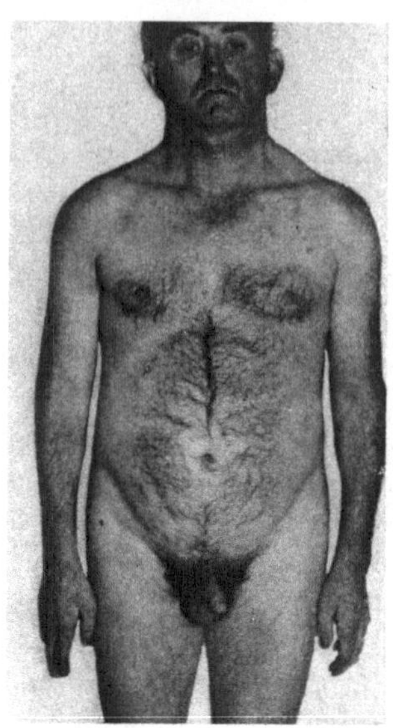

a   b

Abb. 1 a u. b. Sch. K. 50jähriger Mann mit myotonischer Dystrophie.
Normale Ausbildung der sekundären Geschlechtsmerkmale

mal als unauffällig beschrieben worden. Bis auf wenige Ausnahmen [50] beobachtete man funktionstüchtige reife Leydigsche Zellen in normaler Zahl oder vermehrt, manchmal waren diese Zellen gewuchert und zum Teil im Zerfall be-
griffen [*16, 22, 23, 36, 39, 50, 90, 96, 107, 109, 112, 114, 163, 173, 186, 213, 220, 228,*

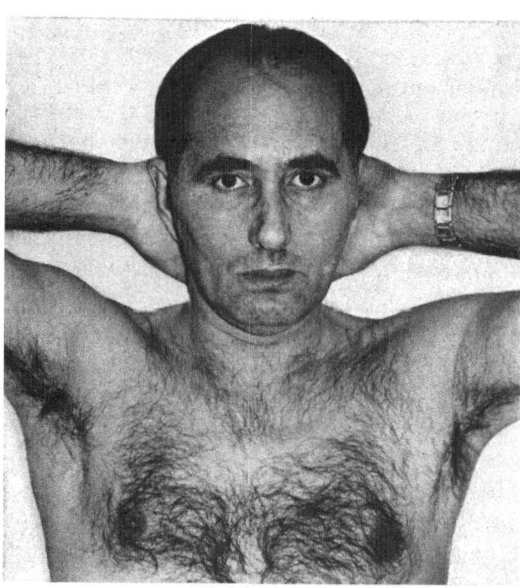
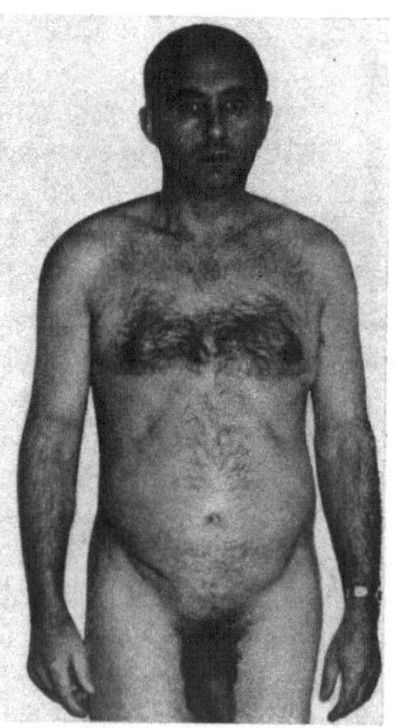

a   b

Abb. 2 a u. b. Normale sekundäre Geschlechtsmerkmale bei einem 43jährigen Mann mit myotonischer Dystrophie

235, 238]. Es handelt sich also um eine primäre Hodenatrophie – vielleicht mit der Besonderheit, daß die atrophischen Bezirke im erkrankten Hoden sehr unregelmäßig verteilt sind [*163*] – und nicht um eine sekundäre Atrophie, an die zu denken wäre, wenn man die Berichte, die auf eine Hypophyseninsuffizienz hinweisen, berücksichtigt. Die Gonadotropinausscheidung im Urin müßte also erhöht sein. Aus der Literatur über die Bestimmung der Gonadotropine bei myotonischer Dystrophie ergibt sich aber kein einheitliches Bild. Die Gonadotropine wurden nur manchmal erhöht, meist normal gefunden [*16, 36, 109, 173, 220, 239*]. Ganz vereinzelt wurden auch erniedrigte Werte mitgeteilt [*50*]. Die Diskrepanz dieser Befunde ist zur Zeit noch nicht widerspruchslos erklärbar. Die heute noch bestehenden Unsicherheiten in der methodischen Isolierung des follicle stimulating hormone (Follikelstimulierendes Hormon) = FSH und interstitial cell stimulating hormone (Interstitialzellenstimulierendes Hormon) = ICSH im Urin verhindern vorläufig noch eine ausreichende Kenntnis, inwieweit sich hinter normalen Gonadotropinbefunden im Urin Verminderung oder Vermehrung von FSH oder ICSH isoliert verbergen. Untersuchungen aus neuerer Zeit [*39*] bei zwei Patienten mit myctonischer Dystrophie und Hodenatrophie ergaben bei normalen Gonadotropinwerten im Urin vermehrte Ausscheidung von ICSH. Doch müßte noch eine größere Anzahl solcher Patienten in dieser Richtung untersucht werden, ehe auch nur eine vorläufige Stellungnahme möglich ist.

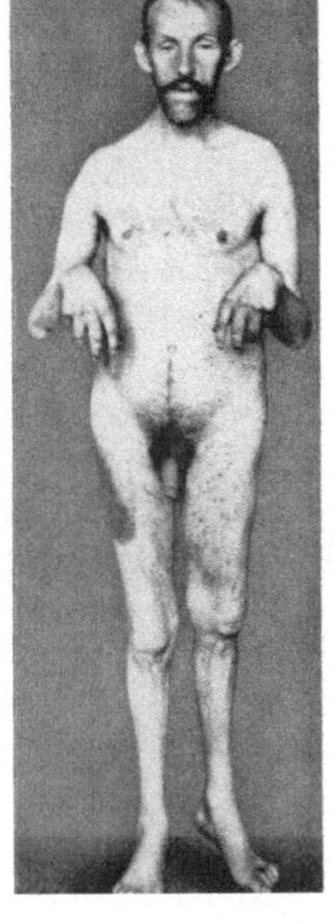

Abb. 3. Myotonische Dystrophie. Sekundäre Geschlechtsmerkmale normal ausgebildet. Aus CURSCHMANN [*31*]

Die Frage, ob sich die Gonadotropinausschüttung oder -bildung im Verlauf der Erkrankung ändern, muß so lange offenbleiben, bis durch häufige Bestimmung der Gonadotropine beim gleichen Patienten über Jahre mehr Einblick in dieses Problem gewonnen werden kann.

Nach dem klinischen Befund kann folgendes angenommen werden: Für die Mehrzahl der Patienten spricht die meist normale Ausbildung der sekundären Geschlechtsmerkmale gegen einen erheblichen Mangel an ICSH.

Hier möchten wir noch die Untersuchungen von LLOYD und Mitarbeitern [*149*] und BUCHHOLZ [*31, 32*] bei gesunden Frauen während des Cyclus erwähnen. Sie bestimmten ICSH, getrennt von FSH, und die Gesamtgonadotropine aus dem gleichen Urin. Es ergab sich ein gemeinsamer Ausscheidungsgipfel um die Mitte des Cyclus. Diese Befunde sprechen dafür, daß der üblicherweise für die Gesamtgonadotropine verwendete Mäuse-Uterus-Test weitgehend abhängig ist von dem ICSH-Gehalt des Extraktes und so weniger einer FSH- als einer ICSH-Bestimmung gleichkommt.

Übertragen wir diese Ergebnisse auf unsere Befunde, so heißt das, daß wir bei den normalen und mäßig erhöhten Gonadotropinwerten im Urin wahrscheinlich in der Hauptsache ICSH erfassen. Die in unserem Fall selten niedrig gefundenen Gonadotropinwerte lassen dann auch einen gleichzeitigen Mangel an ICSH vermuten.

Hier muß auch noch zu der Ansicht Stellung genommen werden, daß die Hodenveränderungen bei der myotonischen Dystrophie im Rahmen eines Syndroms zu verstehen sind, das KLINEFELTER und Mitarbeiter [119] beschrieben haben, HENI [90] fand bei seinem Patienten mit myotonischer Dystrophie alle Symptome dieses Syndroms (typisches histologisches Bild bei der Hodenbiopsie, Azoospermie, zum Teil mangelhafte Ausprägung der sekundären Geschlechtsmerkmale, Gynäkomastie, vermehrte Ausscheidung der Gonadotropine). WYSS [56] konnte bei seinen beiden Fällen keine Gynäkomastie finden, aber im übrigen lag ein typischer Befund vor. Trotzdem nimmt er ein KLINEFELTER-Syndrom an und beruft sich auf HELLER und NELSON [89], nach denen das Fehlen der Gynäkomastie nicht gegen das Vorliegen eines KLINEFELTER-Syndroms spricht.

Selbst wenn man die Meinung von HELLER und NELSON anerkennt, daß eine Gynäkomastie nicht obligat vorhanden sein muß, lassen doch nur einzelne Patienten mit myotonischer Dystrophie die dann noch zu fordernden Befunde dieses Syndroms erkennen. Postuliert man aber für das KLINEFELTER-Syndrom, wie dies KIESSLING und HIENZ [117] u.a. tun, daß das Kerngeschlecht weiblich sein muß, dann konnten wir bei unseren in dieser Richtung mit der Methode der blutzellkernmorphologischen Geschlechtserkennung untersuchten Fällen bisher niemals ein KLINEFELTER-Syndrom finden [129]. Roos fand bei seinem sezierten Fall von myotonischer Dystrophie ebenfalls kein weibliches Kerngeschlecht. GRUMBACH und Mitarbeiter [81] dagegen stellten aber bei einem Patienten mit myotonischer Dystrophie und Hodenatrophie zellkernmorphologisch (Testes, Haut, Mundschleimhaut) fest, daß er chromatin positiv war. Es muß abgewartet werden, ob sich derartige Befunde im Gegensatz zu unseren bisherigen, die entsprechendes Kerngeschlecht erkennen ließen, noch öfters erheben lassen.

Wir selbst verfügen über keine eigenen pathologisch-anatomischen Befunde, da nach der Literatur kein weiterer Aufschluß zu erwarten war. Bei zwei Patienten wurde das durch Masturbation gewonnene Sperma untersucht[1]. Bei (Sch. K., Tab. 1) fanden sich zunächst normal bewegliche Spermien in normaler Menge, ein Jahr später jedoch eine Oligozoospermie I. Grades. Im Falle des zweiten Patienten (Sch. P., Tab. 1) konnten keine Spermien nachgewiesen werden. Die Fruktosebestimmung ergab bei ersterem jedesmal einen verminderten Wert, während beim zweiten Patienten Fruktose in normaler Menge vorhanden war.

Hier muß auch auf die Bestimmung der 17-Ketosteroide im Harn eingegangen werden, da sie ungefähr zu einem Drittel aus den Androgenen der Gonaden stammen. Sie wurden von fast allen Untersuchern bei myotonischer Dystrophie mäßig erniedrigt oder im unteren Normbereich gefunden [9, 16, 36, 39, 41, 50, 73, 90, 103, 107, 109, 112, 144, 163, 173, 214, 238].

Unsere Ergebnisse, die wir seit 1951 gewinnen konnten und über die wir schon berichtet haben [128, 130, 140], sind in Tabelle 1 zusammengestellt. Dort ist auch gleichzeitig registriert, bei welchen Patienten palpatorisch eine Hodenatrophie vorlag. Daneben ist der Grad der myotonen Reaktion und der Muskeldystrophie bei den einzelnen Patienten aufgezeichnet.

Wie aus Tabelle 1 zu ersehen ist, fanden auch wir die 17-Ketosteroide gering vermindert oder an der untersten Grenze des Normbereiches. Bei einem Patienten

[1] Herrn Dr. KIESSLING, Univ. Hautklinik (Direktor: Prof. Dr. Dr. W. SCHÖNFELD) sind wir für diese Untersuchungen zu Dank verpflichtet.

erhielten wir jedoch einen recht deutlich erniedrigten Wert, der bisher nicht kontrolliert werden konnte und deshalb nicht überbewertet werden soll. Aus der Literatur sind vereinzelt solch niedrige oder noch niedrigere Werte beschrieben. Sie sind aber die Ausnahmen. In der Regel wird eine geringe Erniedrigung festgestellt. Ein eindeutiger Zusammenhang zwischen Hodenatrophie und 17-Ketosteroidmenge im Urin ist nicht nachzuweisen. Es muß aber darauf hingewiesen werden, daß der Patient mit der ausgeprägtesten Hodenatrophie auch die niedrigste 17-Ketosteroidmenge im Urin ausschied.

Durch Bestimmung der einzelnen Fraktionen der 17-Ketosteroide im Urin versuchten wir nunmehr einen Hinweis zu bekommen, ob Androsteron und Ätiocholanolon mengenmäßig gegenüber Normalen verändert vorhanden sind. Abb. 4 zeigt bei 6 unserer Patienten, daß Androsteron in Mengen von 1,7 bis 2,5 mg/24 Stunden, im Mittel 2,0 mg/24 Stunden im Urin ausgeschieden werden. Das Alter der Patienten liegt im Bereich von 20 bis 50 Jahren. Bei Gesunden dieses Alters finden sich dagegen Schwankungen zwischen 2,5 und 7,0 mg/24 Stunden (Mittel 5,1 mg/24 Stunden). Errechnet man die gefundenen Mengen in Prozent der Gesamt-17-Ketosteroide, so finden wir bei unseren myotonischen Dystrophikern den Prozentanteil von Androsteron zwischen 19 und 35% (Mittel 24%), bei gleichaltrigen gesunden Männern zwischen 20 und 30% (Mittel 29%). Für Ätiocholanolon ergaben sich bei den gleichen Patienten im Urin Werte zwischen 0,5 und 1,7 (Mittel 1,1) mg/24 Stunden, bei den Gesunden zwischen 2,0 und 3,0 (Mittel 2,3) mg/24 Stunden, prozentualer Anteil an den 17-Ketosteroiden für erstere zwischen 6 und 18% (Mittel 12%), für letztere zwischen 10 und 20% (Mittel 13%).

Daraus ergibt sich, daß zwar entsprechend der Verminderung der 17-Ketosteroide anteilig auch Androsteron und Ätiocholanolon vermindert sind, aber eine Verschiebung innerhalb der Gesamtketosteroide zugunsten oder zuungunsten dieser beiden Stoffe nicht festzustellen ist. Für die Frage, ob bei Patienten mit myotonischer Dystrophie durch die Gonaden zu wenig Androgene gebildet werden,

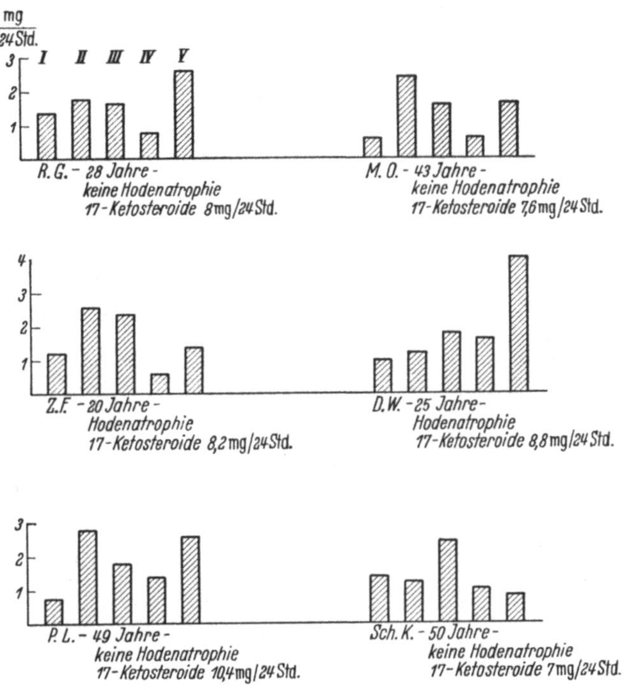

Abb. 4. Im Urin ausgeschiedene Tagesmengen der nach säulenchromatographischer Trennung gewonnenen Fraktionen der neutralen 17-Ketosteroide bei 6 männlichen Patienten mit myotonischer Dystrophie. I Vorfraktion. II DHA, III Androsteron, IV Ätiocholanolon, V Restfraktion

Tabelle 1. *Neutrale 17-Ketosteroide und Gonadotropine im Urin in Beziehung zur Hodenatrophie, zu der Ausprägung der sekundären Geschlechtsmerkmale, zur Stärke der Myotonie und Muskeldystrophie und zu den Werten der Dynamometrie bei 16 Patienten mit myotonischer Dystrophie*

Name	Gew. in kg	Größe in cm	Alter	Palpat. Befund der Hoden, Spermaunters.	Sonstige sek. Geschlechtsmerkmale	Libido, Potenz usw.	Dystrophie der Muskeln	Myotone Reaktion	Dynamometrie in Grad rechts	links	Neutr. 17-Ketosteroide mg/24 Std.	mg/l	Gonado-tr. i. Urin M.E. pro 24 Std.
Z. F.	57,9	172	20	Atrophie	normal	unverheiratet	+++	+++	25 30 35 30 30	20 20 30 30 25	*8,3* 2500	3,3	30
Sch. K.	70,3	171	50	normal; Oligozoospermie I. Grades; niedrige Fruktose	normal	unverheiratet; seit 20 Jahren ungefähr sei die Libido erloschen, vorher normal	+++	++	15 15 20 30 25	15 20 20 25 20	*7,2* 1100 *9,4* 1210	6,5 7,8	13
P. L.	63,8	176	49	normal	normal	verheiratet; 3 Kinder; Libido und Potenz noch vorhanden, aber gering	++	+			*10,7* 1580	6,8	
R. G.	57,9	180	28	normal	normal	unverheiratet; Libido und Potenz vorhanden	+++	++		70 80 85 90 85	*10,2* 900 *8,1* 930	11,3 8,6	
M. O.	67,2	181	43	normal	normal	verheiratet; 2 Kinder; Libido sehr nachgelassen, Potenz erhalten	++	++	80 80 95 95 85 85	70 70 80 85 80 70	*7,8* 1190	6,5	
D. W.	59,0 59,6	173	18 18	normal	normal	—	+++	+++	30 35	30 30	*9,8* 960	10,3	
			25	Atrophie	normal	unverheiratet; keine Libido; manchmal Erektionen; manchmal nächtlich Pollutionen	+++	+++	35 40 45 40	40 40 35	*10,6* 1010 *8,8* 1000	10,5 8,8	

L. P.	67,0	180	38	normal	normal	verheiratet; 1 Kind; Libido und Potenz ohne Befund; keine Abnahme gegen früher	+ +	+ + +	30 35 45 40	25 35 35 35		
Sch. P.	52,0	170	47	Atrophie; Aspermie; Fruktose normal	teilweise spärlich (Axillarbehaarung, Bartwuchs)	unverheiratet; Libido hat nachgelassen, aber noch vorhanden; hat noch Erektionen	+ + +	(+)	75 75 70 70	70 70 65	4,4 1040	4,2
H. A.	74,0	160	38	Atrophie	normal	normal	+ +	+			7,4 6,8 6,6	
R. E.	61,0	175	18	normal	normal	unverheiratet	+	+ + +	60 60 70 75 70 70	60 60 65 65 65 60		
H. G.	75,2	177	29	geringgradige Atrophie	normal	unverheiratet; nie Libido gehabt	+ + +	+ +	—	—	—	—
A. J.	74,4	180	58	normal	normal	verheiratet; altersentsprechend normal	+ +	+ +	—	—	—	—
Sch. H.	68,8	166	53	Atrophie	normal	verheiratet; Libido minimal; wollte angeblich keine Kinder	+ +	+ +	—	—	—	—
E. R.	50,0	164	54	Atrophie	normal	keine Libido mehr	+ + +	+ + +	—	—	—	—
W. H.	65,0	171	29	geringgradige Atrophie	normal	unverheiratet	+ +	+ +	—	—	—	—
M. V.			14			ist in die Pubertät eingetreten. Entwicklung entspricht dem Alter	+ +	+	—	—	2,5 800 (Alter beachten)	3,1
Normalwerte:											10–20 mg je 24 Stunden beim erwachsenen Mann	

gewinnen wir also keinen sicheren Schluß, da die Verminderung von Androsteron und Ätiocholanolon im Urin auch allein durch eine Unterfunktion der Nebennierenrinde, die ebenfalls Androgene produziert, möglich ist. Immerhin ist beachtenswert, daß die Androgene absolut vermindert ausgeschieden werden. Jedoch ist die zirkulierende Androgenmenge offensichtlich meistens ausreichend, um eine im wesentlichen unbeeinträchtigte Ausbildung der sekundären Geschlechtsmerkmale zu gewährleisten.

Es besteht bei unseren Patienten auch keine Abhängigkeit der muskulären Symptome oder eines von ihnen vom Hypogonadismus. THOMASEN [220] kam zum gleichen Ergebnis. HOLLAND und Mitarbeiter [103] gaben Testosteron und erzielten keinen Einfluß auf die muskulären Symptome, wie dies auch schon früher [70, 226] berichtet wurde. Mit Choriongonadotropin erreichten sie zwar einen deutlichen Anstieg der 17-Ketosteroide im Harn, jedoch keine Besserung der Muskelsymptome. Sie kommen zum Schluß, daß eine Erhöhung der zirkulierenden Androgene keine Besserung der muskulären Symptome bewirkt. Andere Autoren [94, 208] sahen gewisse Besserung. Wir selbst konnten uns in keinem Fall von einem erkennbaren Effekt überzeugen.

Zusammenfassend kann gesagt werden, daß Hodenatrophie bei myotonischer Dystrophie häufig ist. Sie tritt mit großer Wahrscheinlichkeit als selbständiges Symptom neben anderen Kardinalsymptomen auf. Es handelt sich in den meisten Fällen um einen primären Hypogonadismus. Das Leydigsche Zellsystem funktioniert meistens ausreichend. 17-Ketosteroide und im gleichen Mengenverhältnis Androsteron und Ätiocholanolon sind im Urin gering erniedrigt oder im unteren Normbereich zu finden. Ein Einfluß der Hodenatrophie auf die übrigen Kardinalsymptome der Krankheit, besonders die muskulären, ist nicht erkennbar.

2. Die Keimdrüsen der Frau bei myotonischer Dystrophie

Auch die Keimdrüsen der Frau zeigen Störungen, auf die ebenfalls schon sehr früh hingewiesen wurde (STEINERT [217], HALLER [86], ECKERSTRÖM [57], THOMASEN [220] u.a.). Beobachtungen von gestörtem Menstruationszyklus gaben die ersten Hinweise. Meist wurden Hypomenorrhoen oder verlängerte Intervalle angegeben. Aber auch sehr schmerzhafte Regelblutungen und Hypermenorrhoen sind beschrieben worden, die dann zum Teil sogar eine Röntgenkastration notwendig machten. Weniger häufig wurde frühzeitiges Sistieren der Regel oder Sterilität beobachtet. Auch Aborte kommen wohl relativ häufig vor.

Histologische Untersuchungen der Ovarien sind nur in geringer Zahl mitgeteilt. Über eine Probeexcision aus einem Ovar berichten MERTENS und NOWAKOWSKI [163]. Dabei zeigte sich eine kleine Follikelcyste und ein reifer Follikel in Proliferation. Sonst war der Befund unauffällig. Die gleichzeitige Probeexcision aus dem Uterus ergab eine Adenomyosis. Die Patientin hatte ihre Periode mit 12 Jahren bekommen. Seit ihrem 14. Lebensjahr trat die Regelblutung meist im Zyklus von 30–31 Tagen auf. Sie dauerte 7–8 Tage. Die Intervalle wurden später größer (40–46 Tage und länger). Bei diesem Zyklus kam es zu zwei Fehlgeburten und einer normalen Geburt.

Dieselben Autoren berichten auch über eine hochgradige Atrophie der Ovarien bei einer ihrer Patientinnen, die obduciert wurde. Allerdings war bei dieser Patien-

Tabelle 2. *Oestrogene, Cholesterin, Hämoglobin und Erythrocytenziffer in Beziehung zu den Regelstörungen, der Ausprägung der sekundären Geschlechtsmerkmale, der Libido, der Geburten- und Fehlgeburtenzahl bei 6 Patienten mit myotonischer Dystrophie*

Name	Alter	Regelstörungen	Sekundäre Geschl.-Merkmale	Libido, Geburten, Aborte usw.	Hb in g%	Ery in Mill.	Cholesterin ges/ mg%	Cholesterin-frei mg%	Oestrogene γ/ 24 Std.
N. E.	29	wechselnde Intervalle 4–6 Wochen, manchmal noch länger. Regelblutung 4–5 Tage, normal stark	normal	unverheiratet	15,4	4,4	215	65	
	29				16,1	5,10	221	70	
	30						293	—	81
G. E.	45	gering verlängertes Intervall. Einmal $^1/_4$ Jahr lang keine Regelblutung, einmal heftige Blutung, die über Wochen anhielt. Deshalb Abrasio	normal	verheiratet; Libido zunehmend geringer geworden. 1 Kind vor der Ehe. Trotz Kinderwunsches keine Kinder mehr. Mann wurde untersucht, war zeugungsfähig	16,0	5,02	167	48	123
	46				16,2	4,66	181	65	
	46				14,6	4,98	146	—	—
	47				18,2	5,06	—	—	—
Sch. B.	49	nicht sehr ausgeprägt. Die Regelblutung war niemals sehr stark, öfter etwas längeres Intervall	normal	verheiratet; 2 Kinder, wollte keine weiteren mehr. Kein Abort	13,8	4,62	—	—	62
St. A.	55	die Regelblutung war immer sehr unregelmäßig, manchmal setzte sie $^1/_4$ Jahr lang aus	normal	verheiratet; 5 Kinder; kein Abort	15,5	4,32	312	56	—
	56				15,8	4,88	157	60	—
	56				14,1	4,56	217	103	—
H. E.	57	keine	normal	wollte Kinder, hat aber keine bekommen. Normale Libido	15,4	4,48	—	—	40
A. H.	30	häufig verlängerte Intervalle, schmerzhafte starke Regelblutungen	normal	unverheiratet	14,2	4,22	—	—	—
	30				14,4	4,78	143	45	—
	30				11,4	3,90	145	—	—

Normalwerte: Frauen: 50–150

Tabelle 3. *Oestrogene, Gonadotropine und neutrale 17-Ketosteroide im Urin in Beziehung zur Myotonie und Muskeldystrophie, zu den Regelstörungen, der Ausprägung der sekundären Geschlechtsmerkmale, der Libido, der Geburten- und Fehlgeburtenzahl bei 5 Patienten mit myotonischer Dystrophie*

Name	Gewicht kg	Größe cm	Alter	Regelstörungen	Sekundäre Geschl.-Merkmale	Libido usw., Geburten, Aborte	Dystrophie der Muskeln	Myoton. Reaktion	Neutr. 17-Ketosteroide in mg/24h	in mg/1	Gonadotropine im Urin ME/24 h	Oestrogene in γ/24 h
N. E.	69,8	161	32	wechselnde Intervalle 4 bis 6 Wochen, manchmal noch länger. Regelblutung 4–5 Tage, normal stark	normal	unverheiratet	+++	++	*5,4* 1270	4,5	–	81
G. E.	83,0	166	48	gering verlängertes Intervall; einmal $1/_4$ Jahr lang keine Regelblutung, einmal heftige Blutung, die über Wochen anhielt. Deshalb Abrasio	normal	verheiratet; Libido zunehmend geringer geworden; 1 Kind vor der Ehe. Trotz Kinderwunsches keine Kinder mehr. Mann wurde untersucht, war alles ohne Befund	++	(+)	*7,9* 1340	6,0	–	123
Sch. B.	48,0	148	49	nicht sehr ausgeprägt; Regelblutung niemals sehr stark, öfter etwas längeres Intervall	normal	verheiratet; 2 Kinder, wollte keine weiteren mehr. Kein Abort	++	++	*6,6* 750	8,8	–	62
H. E.	75,4	168	57	keine	normal	wollte Kinder, hat aber keine bekommen. Normale Libido	(+)	–	*6,1*	6,8	–	40
St. A.	64,0	151	58	Regelblutung sehr unregelmäßig, lange Intervalle	normal	verheiratet; 5 Kinder, kein Abort	+++	(+)	*5,7* 700	8,1	241	–

tin das Parenchym der Hypophyse bis auf geringe Reste zerstört. Es fanden sich dort nebeneinander Fibrose und tuberkulöse Herde. Die Atrophie der Ovarien muß wohl in diesem Fall als sekundär durch die tuberkulöse Zerstörung der Hypophyse bedingt aufgefaßt werden.

NADLER und Mitarbeiter [173] berichten über eine Patientin mit myotonischer Dystrophie, die nie in ihrem Leben Regelblutungen hatte und bei der kein Uterus zu tasten war.

Unsere Befunde bei Patientinnen mit myotonischer Dystrophie sind in den Tabellen 2 und 3 zusammengefaßt. Aus ihnen ist ersichtlich, daß bei der Mehrzahl Regelstörungen vorlagen. Es handelt sich meist um mehr oder weniger verlängerte Intervalle zwischen den einzelnen Regelblutungen, die von der größeren Zahl der Patientinnen als normal, vereinzelt auch als stark und schmerzhaft, angegeben wurden. Die Patientin A. R. hatte unregelmäßige heftige Blutungen, die an eine Tubargravidität denken ließen. Bei der Operation konnte die Vermutungsdiagnose nicht bestätigt werden; dagegen wurden an beiden Eierstöcken Cysten und Endometrioseherde gefunden.

Von den 11 untersuchten Patientinnen sind zwei auch nach Überschreiten des 30. Lebensjahres noch unverheiratet. Von den 9 verheirateten Patientinnen sind zwei trotz Kinderwunsches kinderlos.

Die Patientin G. E. hatte unehelich ein Kind, bekam aber in der Ehe trotz Kinderwunsches keine Kinder mehr. Der Ehemann hat sich untersuchen lassen und wurde als zeugungsfähig befunden. Bei den anderen liegen die Verhältnisse normal.

Nur eine der 11 Patientinnen hatte einen Abort. Die Libido war in den meisten Fällen angeblich nie stark.

Ein Zusammenhang zwischen der Symptomatik, die auf eine Störung an den Keimdrüsen hinweist, und der Ausprägung der myotonischen Symptome konnte ebensowenig gefunden werden wie ein Zusammenhang zwischen der Hodenatrophie und dem Grad der Muskel-Symptomatik bei den männlichen Patienten.

Für eine vermehrte oder verminderte Bildung der Oestrogene war kein hinreichender Anhalt zu gewinnen. Hämoglobinwert und Erythrocytenzahl, die bei vermehrter Ausschüttung der oestrogenen Hormone infolge der Blutverdünnung und Volumenzunahme nach WITTEN und BRADBURY [233] zurückgehen sollten, waren praktisch immer normal. Das Cholesterin im Serum, das unter anderem auch eine Abhängigkeit von der Produktion der oestrogenen Hormone zeigt [197], war nicht einheitlich verändert. Die Bestimmung der Oestrogene im Urin, die allerdings auch kein absolut zuverlässiges Bild der Produktion von Oestrogenen gibt, ergab normale Werte. Aus all dem ergibt sich, daß eine gröbere Störung im Oestrogenhaushalt nicht zu erkennen ist.

Dies steht im Widerspruch zu den Befunden von THOMASEN [220], der eine erniedrigte Oestrogenausscheidung im Urin bei drei Patienten mit Hypomenorrhoe feststellen konnte.

Auch in den Ovarien werden androgene Hormone gebildet. Der Übersicht halber sind die 17-Ketosteroide und ihre Fraktionen von zwei Patientinnen, bei denen wir sie bestimmen konnten, graphisch dargestellt (Abb. 5). Es fehlt jedoch vorerst eine ausreichende Zahl von Bestimmungen der einzelnen Fraktionen bei gleichaltrigen gesunden Frauen, so daß eine Diskussion der erhobenen Befunde

noch nicht möglich ist. Die hier interessierenden Androsteron- und Ätiocholano-
lonmengen liegen noch in dem Streubereich der Werte, die wir auch bei den männlichen Patienten mit myotonischer Dystrophie gefunden haben, sind aber im Vergleich zur Mehrzahl der gesunden Männer deutlich erniedrigt. THOMASEN [220] be-
stimmte bei zwei seiner Patientinnen die Androgene mittels Hahnenkamm-test und erhielt in beiden Fällen Werte unterhalb der Norm. Die 17-Ketosteroide (siehe Tabelle 3), die normalerweise bei Frauen in geringerer Menge als bei Männern im Urin ausgeschieden werden, liegen bei drei von den fünf Frauen im Normalbereich,

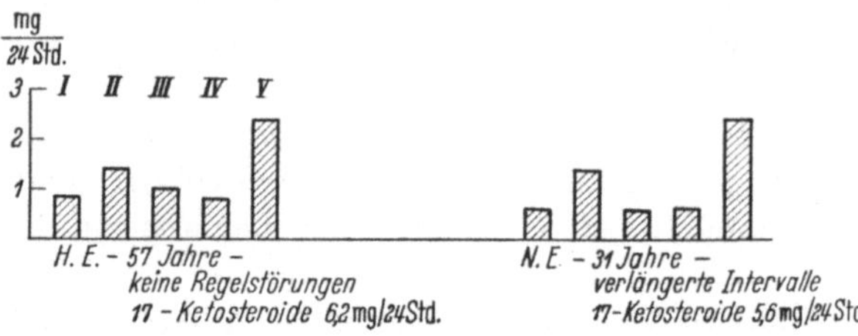

Abb. 5. Im Urin ausgeschiedene Tagesmengen der nach säulenchromatographischer Trennung gewonnenen Fraktionen der neutralen 17-
Ketosteroide bei 2 weiblichen Patienten mit myotonischer Dystrophie.
I Vorfraktion, II DHA, III Androsteron, IV Ätiocholanolon, V Restfraktion

bei zwei Patientinnen minimal unter der angegebenen Normgrenze von 6 mg/24
Stunden. Im großen und ganzen besteht also kein wesentlicher Unterschied
gegenüber den Befunden bei den männlichen Patienten.

Zusammenfassend kann gesagt werden, daß Regelstörungen häufig von Patientinnen mit myotonischer Dystrophie angegeben werden. Sichere Hinweise, wodurch sie zustande kommen, waren bisher nicht zu gewinnen. Im übrigen sind die
gleichen Schlußfolgerungen zu ziehen, zu denen wir im vorangegangenen Abschnitt
gelangten.

3. Die Nebenschilddrüsen

LUNDBORG [153] stellte 1904 die Theorie auf, daß die Myotonie wie die Tetanie
durch Störungen im Calciumhaushalt bedingt sei. Diese würden durch einen
chronischen gutartigen Hypoparathyreoidismus hervorgerufen. Unter Einfluß
dieser Theorie und verführt durch die Beobachtung der bei myotonischer Dystrophie häufigen Katarakt, traten die Nebenschilddrüsen für eine Reihe von Autoren
in den Mittelpunkt ihrer pathogenetischen Betrachtungen [61, 62, 88, 183]. Es
war bekannt, daß bei Hypoparathyreoidismus Katarakt auftreten konnte, die
nach Meinung von KNÜSEL [121], MEESMANN [161] und auch VOGT [224] nicht
immer einwandfrei von der Katarakt bei myotonischer Dystrophie zu trennen ist.
Hinzu kam, daß auch hier bei myotonischer Dystrophie das Chvosteksche Zeichen
und auch vereinzelt ein positiver Trousseau vorhanden waren. MEESMANN [162]
berichtet über periodisch erniedrigtes Serumcalcium. BIELSCHOWSKY, MAAS und
OSTERTAG [22] fanden bei pathologisch-anatomischen Untersuchungen be-
ginnende Sklerosierung, andere [114] sahen zentrale Fibrose und Fettvacuolen
der Epithelkörperchen bei je einem untersuchten Patienten mit myotonischer
Dystrophie. Die meisten Nachuntersucher konnten dagegen keinen Anhalt für eine
Nebenschilddrüseninsuffizienz gewinnen. KOLB, HARVEY und WHITEHILL [124]
gaben aus therapeutischen Gründen Parathormon. Das Serumcalcium stieg an,
aber die Kardinalsymptome der myotonischen Dystrophie oder eines von ihnen
änderten sich nicht.

Bei einer unserer Patientinnen trat nach einer Kataraktoperation in der hiesigen Augenklinik ein Carpopedalspasmus auf, der nach einmaliger Calcium-Injektion beseitigt werden konnte. In den darauffolgenden Tagen des postoperativen Klinikaufenthaltes kam es zu keinen weiteren Anfällen. Praeoperativ war das Chvosteksche Zeichen positiv, das Trousseausche Zeichen negativ und Serumcalcium und Serumphosphor bei einmaliger Untersuchung im Bereich der Norm. Es bestand spärlicher Wuchs des Haupthaares, der aber bei der myotonischen Dystrophie häufig auch bei Frauen gefunden wird (Abb. 6 und 7) und als alleiniges Symptom die ursächliche Annahme eines chronischen Hypoparathyreoidismus nicht rechtfertigen kann.

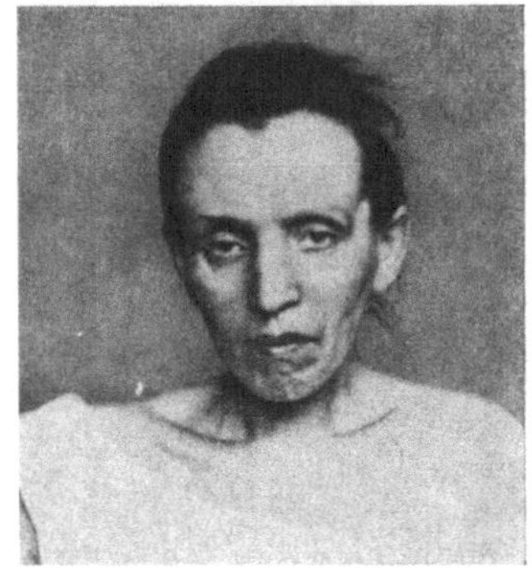

Abb. 6. 35jährige Frau mit myotonischer Dystrophie. Aus CURSCHMANN [31]

Haut-, Nagel- und Zahnveränderungen, wie sie bei chronischem Hypoparathyreoidismus bekannt sind, waren nicht vorhanden. Bei einer Kontrolluntersuchung nach fast 6 Jahren erzählte uns die Patientin, daß nie mehr Anfälle wie der oben beschriebene aufgetreten sind. Sie war in der Zwischenzeit beschwerdefrei. Chvostek und Trousseau waren bei der Kontrolle negativ. Außer den schon beschriebenen Veränderungen des Haarwuchses bestand kein Hinweis auf trophische Störungen. Serumcalcium und Serumphosphor waren wiederum normal.

Bei den übrigen unserer Patienten sind nie tetanische Anfälle aufgetreten. Trophische Störungen, wie sie oben erwähnt wurden, fanden sich, abgesehen von den Glatzenbildungen, die zum Krankheitsbild der myotonischen Dystrophie gehören, ebenfalls nicht. Das Trousseausche Zeichen war bei keinem Patienten auszulösen. Die gewonnenen Serumcalcium- und Serumphosphorwerte sind im einzelnen aus den Tabellen 4 und 5 ersichtlich. Dort sind auch die Kalium- und die Oestrogenwerte im 24-Stunden-Urin angegeben, im Hinblick auf Berichte, die der Oestrogenausschüttung und dem Gehalt des Serums an Kalium Einfluß auf die

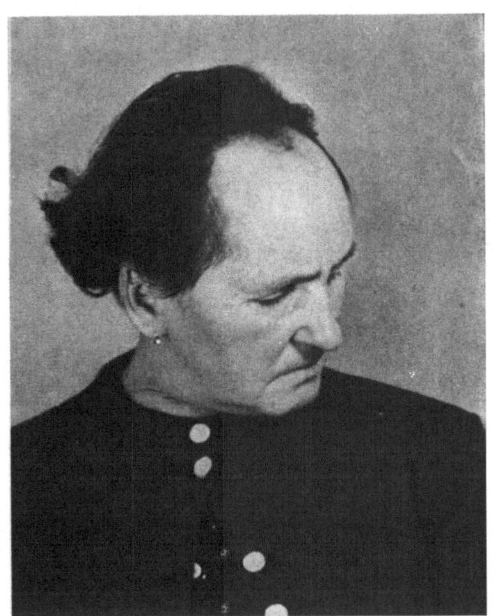

Abb. 7. 57jährige Frau mit Stirnglatze bei myotonischer Dystrophie (eigene Beobachtung)

tetanische Symptomatik zuerkennen. Es ist aber ziemlich sicher, daß diese Wirkungen nicht über die Parathyreoidea gehen.

Zusammenfassend ergibt sich also kein Sachverhalt, der die Annahme einer

Endokrinologische Untersuchungen

Tabelle 4. *Katarakt bei myotonischer Dystrophie in Beziehung zu P, Ca, K, Alkalireserve und alkalischer Phosphatase im Serum und den Oestrogenen im Urin bei 13 weiblichen Patienten mit myotonischer Dystrophie*

Name	Geschl. Alter	Katarakt	P mg%	Ca mg%	Alkali-res.	K mval/l	Alk. Phos-phat. PE	Oestro-gene γ/24 h
N. E.	w. 28 31 31	ja beiderseits beginnender Trü-bungsgürtel	3,5 3,6 3,2	9,8 10,2 10,3	26 28 20	4,9 4,2 4,4	— 1,8 1,3	— 81 —
G. E.	w. 45 45 47	ja beiderseits beginnender Trü-bungsgürtel	3,7 — 2,7	9,3 — 9,6	28 — —	6,7 5,1 —	0,8 1,0 0,8	— — 123
Sch. B.	w. 43 49	ja rechts beginnender Trü-bungsgürtel, links Matur (op.)	4,6 2,8	11,6 9,6	20,2 28	4,6 4,5	— 0,7	— 42
M. R.	w. 52 57	ja beiderseits verdichteter Trü-bungsgürtel	4,0 3,1	11,5 9,6	30 27	6,2 4,5	— 2,5	— —
St. A.	w. 55	nein	3,2	9,7	29	4,3	1,1	—
Z. E.	w. 44	—	3,2	10,4	30	4,6	—	—
Hau. E.	w. 59	nein	4,1	10,6	24	4,5	—	—
A. R.	w. 25	ja beginnender Trübungsgürtel beiderseits	— —	9,4 9,7	— 24	4,6 4,7	— —	— —
L. P.	w. 42	ja beiderseits beginnender Trü-bungsgürtel	—	10,4	23	4,0	—	—
A. H.	w. 31	ja rechts operationsreif, links mäßig verdichteter Trü-bungsgürtel	—	10,1	25	4,7	—	—
D. W.	m. 19 25	nein	5,4 3,6	9,9 10,3	20 29	5,2 4,0	— 1,7	— —
H. A.	m. 38	ja beiderseits typisch	—	10,5	30	5,3	—	—
W. H.	m. 29	nein beiderseits typische Coerulea-trübung, links Trübung im Embryonalkern	3,2	9,8	29	4,6	—	—

Tabelle 5. *Katarakt bei myotonischer Dystrophie in Beziehung zu P, Ca, K, Alkalireserve und alkalischer Phosphatase im Serum bei 13 männlichen Patienten mit myotonischer Dystrophie*

Name	Geschl. Alter	Katarakt	P mg%	Ca mg%	Alkali-res.	K mval/l	Alk. Phosphat. PE
Z. F.	m. 20	nein	2,6 3,4	10,4 10,2	25 30	4,6 5,1	— —
P. L.	m. 49	nein	3,0	9,8	26	4,0	—
Sch. P.	m. 47	ja beiderseits typisch	3,4 3,7	10,6 10,5	30 35	4,1 4,2	0,5 —
Sch. K.	m. 46 49 49 50	ja beiderseits beginnender Trübungs- gürtel	4,2 3,7 — —	9,9 10,2 — 10,4	— 27 26 29	— 5,7 4,7 4,6	— 0,7 0,4 0,6
R. E.	m. 19	ja rechts eben erkennbarer Trübungs- gürtel, links ganz vereinzelt farb- schillernde Pünktchen	—	10,0	32	4,5	—
R. G.	m. 26	nein	2,9	10,2	31	4,5	0,5
M. V.	m. 13	nein	4,5	11,2	28	4,4	11,4
H. G.	m. 27	ja beiderseits beginnender Trübungs- gürtel	3,7 —	10,2 —	30 —	4,7 —	1,6 0,3
M. O.	m. 42	ja beiderseits typisch	— 	— 	30	5,0	0,6
Sch. H.	m. 53	ja rechts operativ, links Matur, Farb- schillern	3,4	9,0	28	5,7	—
A. J.	m. 58	ja links operativ, rechts deutlicher Trübungsgürtel	3,4	10,7	32	5,2	2,4
L. P.	m. 35 38	ja beiderseits operativ	— 6,2	9,4 9,6	22 27	5,5 4,8	— 0,3
E. R.	m. 54	ja beiderseits deutlicher Trübungs- gürtel	3,7	8,8	22	6,2	0,8

Bedeutung der Nebenschilddrüsen für die Pathogenese der myotonischen Dystrophie rechtfertigen könnte. Es kann nicht angenommen werden, daß die Linsentrübungen bei myotonischer Dystrophie durch eine Unterfunktion der Nebenschilddrüsen entstehen.

4. Die Schilddrüse

Auch heute wird von einzelnen Autoren der Schilddrüse noch eine Bedeutung für die Entstehung der Myotonie beigemessen. Dazu verleiten die bei myotonischer Dystrophie häufige Struma und der oft erniedrigte Grundumsatz [*1, 6, 37, 47, 57, 61, 70, 103, 109, 124, 125, 163, 170, 183, 228, 238*]. Es kommt hinzu, daß bei Hypo-

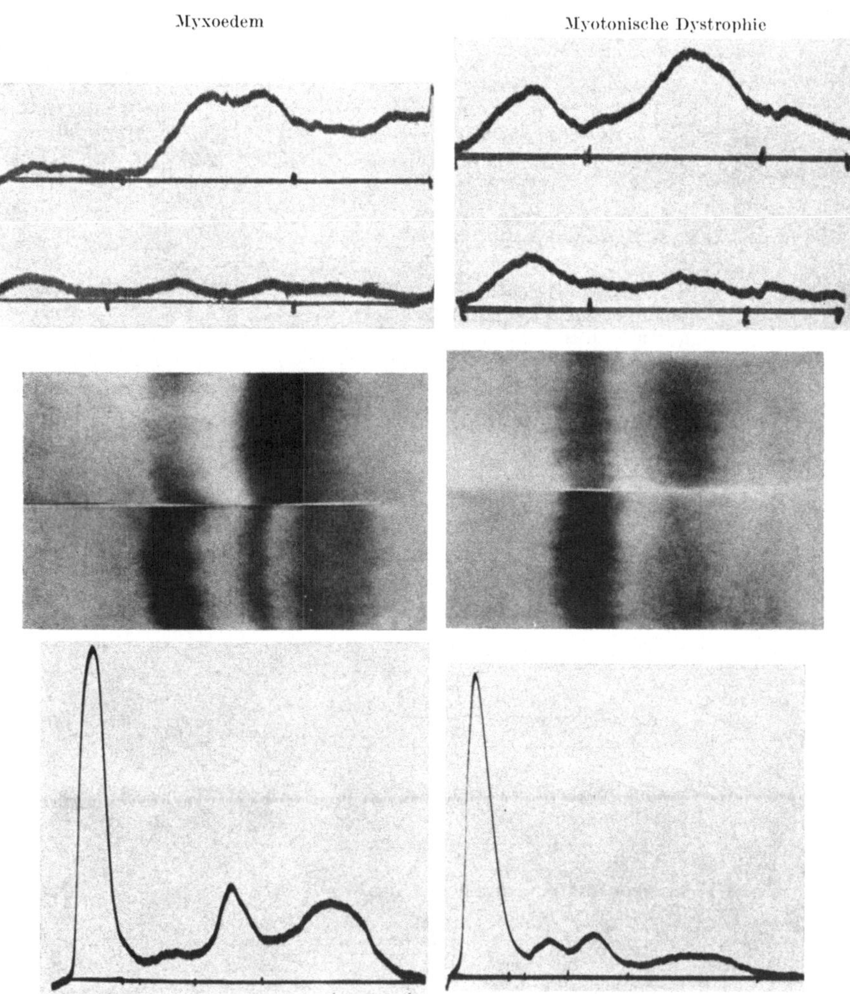

Abb. 8. Lipoidelektrophorese bei myotonischer Dystrophie in Gegenüberstellung zur Lipoidelektrophorese bei Myxoedem unter Beifügung der Proteindiagramme

Obere Reihe: Lipoiddiagramm
Mittlere Reihe: Pherogramme der gesamten und acetonunlöslichen Lipoproteine
Untere Reihe: Proteindiagramm

thyreosen gar nicht so selten „myotonoide" Kontraktionsstörungen vorliegen [*48, 49, 51, 53, 54, 74, 84, 101, 110, 123, 145, 166, 167, 178, 181, 209, 218, 220, 232*]. Diese verschwinden aber prompt nach Thyroxin, während die Myotonie unserer Kranken durch Thyroxin unbeeinflußt bleibt [*28, 115, 220, 231*]. Dies allein spricht schon dagegen, daß es bei der myotonischen Dystrophie an Schilddrüsenhormon mangelt.

Auch klinisch bietet sich bei der myotonischen Dystrophie kein Bild, wie es den Hypothyreosen eigen ist, wenn auch bei beiden Krankheiten gemeinsame Symptome – wie Müdigkeit, herabgesetzter Sexualtrieb, mangelnde Initiative, Interesselosigkeit u.a. – gefunden werden. Es fehlt aber stets das eigentliche „Myxoedem".

In Tabelle 6 sind unsere klinischen Befunde zusammengestellt. Auch wir haben häufig, besonders bei weiblichen Patienten, Strumen gefunden. Einige unserer Patienten haben gering erniedrigte Grundumsatzwerte. Der Radiojodtest fiel praktisch immer normal aus[1]. Dies berichten auch andere Autoren [*103, 109, 163*].

Gemeinsam mit WEICKER [*131*] konnten wir durch Untersuchung der Lipoide im Serum bei Patienten mit

---

[1] Wir danken Herrn Priv.-Doz. Dr. SCHEER vom Czerny-Krankenhaus (Direktor: Prof. Dr. J. BECKER) für diese Untersuchungen.

Tabelle 6. *Grundumsatz, Häufigkeit der Struma und Pulsfrequenz bei 14 Patienten mit myotonischer Dystrophie*

Name Alter Größe	Gewicht in kg	Struma	GU in %	Pulsfrequenz
Z. F. 20 172	60	ja, + gering diffus	+ 12	60
Sch. K. 50 171	64,2 68,5	nein	+ 7 − 5	56 60
M. O. 43 181	67,2	nein	+ 3	58
D. W. 18 173	56	ja +	+ 10	68
L. P. 35 180	67	nein	+ 8	60
G. E. 47 166	80,4 80,0 79,0	ja + + +	+ 23 + 31 + 12	52 66 60
R. E. 18 175	61	ja + +	− 2	64
St. A. 59 151	59,5	ja + +	± 0	76
E. R. 54 164	50	nein	− 6	52
H. G. 29 177	75,2	ja + +	− 1	84
D. Wilh. 47 159	53	ja + +	− 2	60
H. A. 38 160	74	ja + +	+ 2	60
H. E. 57 168	74	nein	+ 28	74
M. R. 57 151	53,5	ja + +	− 8	72

Tabelle 7. *Blutkörperchensenkungsgeschwindigkeit, β-Globuline und Lipoide bei 7 Patienten mit myotonischer Dystrophie im Vergleich mit Myxoedem-kranken und Stoffwechselgesunden*

Myotonische Dystrophie	An-zahl	β Glob.	BKS	Gesamtlipoproteine			Acetonunlösliche Lipoproteine			Anteil der acetonunlös-lichen Lipoproteine			Anteil der acetonunlös-lichen Lipo-proteine an der Gesamt-fläche	Gesamt-chole-sterin in mg%	Frei	Ester in mg%	Phos-pha-tide in mg%	Aceton-unlös-liche Doppel-banden in %
				Alb. α_1	β	R	Alb. α_1	β	R	Alb. α_1	β	R						
St. A.		14,2	17/34	14	75	11	25	65	10	67	34	34	39	217	—	—	272	⌀
A. H.		13,4	6/15	25	58	17	45	41	14	70	27	32	39	143	45	98	210	⌀
D. W.		11,5	4/6	18	57	25	20	56	24	59	53	50	53	208	62	146	212	⌀
Sch. K.		15,8	2/4	18	57	25	31	43	26	50	22	29	28	183	49	134	202	⌀
G. E.		15,5	13/26	9	72	19	29	59	12	95	24	17	29	181	65	116	193	+
H. G.		14,8	—	14	63	23	28	68	4	28	15	2	14	199	79	120	208	+
N. E.		13,6	14/31	8	57	35	13	55	32	44	26	24	27	293	—	—	—	+
Mittelwerte: Myotonische Dystrophie	7	14,1	9/19	15	63	22	27	55	18	60	28	26	32	203	60	123	216	40%
Myxoedem GÜ unter − 17%	8	17	41/80	3	70	26	32	50	16	55	26	31	22	365	—	—	320	100%
Stoffwechsel-gesunde 20–40 Jahre	50	12	—	21	51	28	41	37	21	70	30	30	40	140 bis 180			160 bis 200	⌀

myotonischer Dystrophie nie dem Myxoedem Vergleichbares finden. Die Tabelle 7 zeigt die hierher gehörenden Ergebnisse. Auch die beigefügten Abbildungen der Eiweißelektrophorese und der Lipoidelektrophorese demonstrieren den Unterschied (Abb. 8).

Als Fazit aus diesen Untersuchungen läßt sich sagen, daß häufig Schilddrüsenvergrößerungen bei myotonischer Dystrophie bestehen. Histologisch handelt es sich meist um Kolloidstrumen (s. Zusammenstellung der pathologisch-anatomischen Befunde). Nur ein Fall mit Thyreotoxikose ist beschrieben worden [19]. Die oft erniedrigten Werte des Grundumsatzes sind extrathyreoidal bedingt, wie uns normaler Ausfall des Radiojodtestes und das normale proteingebundene Jod zeigen. Ursächlich kommt also eine Schilddrüsenunterfunktion für die Entstehung der myotonischen Dystrophie nicht in Frage.

5. Die Bauchspeicheldrüse

(Inselzellorgan)

Der Blutzucker wurde bei Patienten mit myotonischer Dystrophie von vielen Autoren [28, 109, 115, 122, 132, 154, 156, 163, 190, 220, 231] untersucht, aber nur in wenigen Fällen, und da nicht einheitlich, verändert gefunden. Es sind sowohl erhöhte als auch erniedrigte Nüchternzuckerwerte mitgeteilt worden. In Tabelle 8 sind die Ergebnisse der Blutzuckerbestimmungen bei unseren Patienten mit myotonischer Dystrophie angeführt. Auch wir stellten neben normalen zu niedrige und zu hohe Werte fest. Drei unserer Patienten haben erhöhte Nüchternzuckerwerte und scheiden Zucker im Urin aus. Zwei von ihnen zeigen nach Glukosebelastung (STAUB-TRAUGOTT) eine diabetische Stoffwechsellage (Sch. P. und G. E.) Abb. 14a und b. Eine Patientin mit leichtem Diabetes gibt uns an, daß die Mutter an Zuckerkrankheit gelitten habe und daran gestorben sei. Dieser Elternteil war aber nicht an myotonischer Dystrophie erkrankt, sondern der Vater litt an einer Muskelkrankheit. Bei den beiden anderen Patienten war aus der Anamnese kein Hinweis auf Zuckerkrankheit bei den Blutsverwandten zu bekommen. Glukosebelastungskurven weiterer Patienten unseres Krankengutes zeigt die Abb. 13. Die entsprechende Literatur zeigt kein einheitliches Bild [28, 122, 154, 190]. KOCH und Mitarbeiter [122] weisen auf Resorptionsstörungen im Magen-Darm-Trakt als Begleiterscheinung der Erkrankung hin. Vielleicht können so die widersprechenden Ergebnisse bei oraler Zuckergabe ihre Erklärung finden.

Eine eindeutige hypoglykämische Reaktion konnten wir bei dem Patienten D. W. feststellen [128]. Die Symptomatik trat besonders stark bei der Insulinbelastung auf und konnte nur durch intravenöse und perorale Traubenzuckergabe beseitigt werden. Es handelt sich bei diesem Patienten wahrscheinlich nicht um eine isolierte Störung am Inselzellsystem, sondern am ehesten um eine Art der Hypoglykämie, wie wir sie bei Kranken mit herabgesetztem Stoffwechsel beobachten können. Die naheliegende erste Annahme einer Insuffizienz der Nebennierenrinde als Ursache dieser Hypoglykämien bei einem Patienten, der adynam, hyperpigmentiert und immer müde war und einen deutlich erniedrigten Blutdruck hatte, ließ sich durch weitere Untersuchungen nicht halten. Labortechnisch war eine erhebliche Nebenniereninsuffizienz auszuschließen.

Auch eine Hypophyseninsuffizienz deutlichen Ausmaßes bestand nicht, wie die weiteren Untersuchungen ergaben.

Natürlich wäre es auch denkbar, daß allein eine fehlerhafte Ernährung an diesen hypoglykämischen Zuständen schuld ist. Jedoch hat unser magerer Patient nie besonders kohlehydratreiche Kost zu sich genommen und auch unter Einhalten einer Kost, die diese Zustände hätte beheben sollen, trat kein Erfolg ein.

Durch Nebennierenrindenhormone oder ACTH ließen sich die hypoglykämischen Zustände bei ihm stets beseitigen.

Histologische Untersuchungen der Langerhansschen Inseln wurden vereinzelt bei myotonischer Dystrophie vorgenommen. HITZENBERGER [*96*], BLACK und RAVIN [*23*] und MERTENS und NOWAKOWSKI [*163*] berichten über normale Befunde an den Langerhansschen Inseln. THOMASEN [*220*] sowie NADLER und Mitarbeiter [*173*] fanden leichte Fibrose bzw. leichte Hyalinisierung. Wieweit die gefundenen Störungen im Kohlenhydrathaushalt zu den multiplen endokrinen Störungen der myotonischen Dystrophie gehören, kann nicht sicher entschieden werden. Bei den Hypoglykämien können wir eine uns undurchsichtige Beziehung zum Grundleiden weder belegen noch ausschließen, neigen aber dazu, einen Zusammenhang mit dem Grundleiden anzunehmen. Bei Kranken, die gleichzeitig einen Diabetes haben, wäre es natürlich möglich, daß beide Krankheiten nur zufällig zusammentreffen. So ist einer unserer Patienten mit Diabetes von der Mutter her, die keine myotonische Dystrophie hatte, familiär belastet. Beim zweiten und dritten Patienten sind keine einwandfreien Gesichtspunkte zu gewinnen, die für die Entstehung eines Diabetes von Bedeutung wären.

Diese Befunde berechtigen nicht, einen ursächlichen Zusammenhang zwischen gestörter Inselzellfunktion und myotonischer Dystrophie zu postulieren.

6. Nebennierenmark (Chromaffines System)

Aus der Literatur sind uns Adrenalin- und Noradrenalinbestimmungen bei myotonischer Dystrophie nicht bekannt. Wir haben bei einigen Patienten beide Hormone im Urin bestimmt und fanden dabei Werte im Bereich der Norm. Phäochromocytome sind bei myotonischer Dystrophie nicht beschrieben. Die histologischen Befunde des Nebennierenmarks waren immer unauffällig. Auf die durch Simultanschreibung von EKG, Phonokardiogramm und Pulskurve nach Gabe von Adrenalin und 1-Noradrenalin gewonnenen Ergebnisse kommen wir unten noch eingehend zurück.

Eine merkliche, klinisch faßbare Besserung der myotonen Reaktion des Skelettmuskels war durch Gabe von Adrenalin und 1-Noradrenalin bei unseren Untersuchungen nicht festzustellen.

7. Die Nebennierenrinde

Der Nebennierenrinde wurde besonders in neuerer Zeit wohl nicht zuletzt anläßlich der großen Fortschritte, die in der Erforschung der Nebennierenrindenhormone gemacht wurden, besondere Aufmerksamkeit in ihrer möglichen Bedeutung für die Entstehung der myotonischen Dystrophie gewidmet. Dies ist um so mehr verständlich, als bis auf einen Fall alle uns bekannten histologischen Befunde der Nebennierenrinden von Patienten mit myotonischer Dystrophie

Tabelle 8. *Pulsfrequenz, Blutdruck, Dynamometrie, Nüchternzucker, Na und K im Serum und neutrale 17-Ketosteroide und Gesamtcorticoide im Urin synoptisch zur Beurteilung der Nebennierenrindenfunktion bei myotonischer Dystrophie*

Name	Gewicht kg	Größe cm	Alter, Geschlecht	RR	Puls-frequenz	Dynamometrie in Grad rechts	Dynamometrie in Grad links	Nüchternzucker in mg %	K im S. in mval/l	Na im S. in mval/l	17-Ketosteroide in mg/24 h	17-Ketosteroide in mg/l	Gesamtcorticoide in mg/24 h	Gesamtcorticoide in mg/l
N. E.	68,5 69,0 69,8	161	25 w. 31 32	125/80 110/80 130/80	76 65 72	15 20 25 20 20	10 15 15 15		4,9 4,2 4,4	137 140 148	*5,4* **1270**	4,5	*6,7* **1270**	**5,2**
G. E.	84,2 83,0	166	45 w. 46 47 47 48	110/90 170/100 170/90 140/80 145/90	66 68 72 68 84	00	00	114 113 108 120 188 133 153 202	6,7 5,1	145 148	*7,9* **1340**	6,0	*8,6* **1340**	**6,4**
Sch. B.	44,3 48,0	148	43 w. 49	130/80 170/100	60 80	30 30 30 25	35 35 30 30	80 99	4,6 4,5	157 150	*6,6* **750**	8,8	*10,3* **750**	**13,7**
St. A.	60,8 64,3 64,0	151	55 w. 57 58	120/85 110/80 125/80	104 76 90	00	00		4,3	142				
Z. E.			44 w.	120/80	60				4,6	139				
D. Wilh.	48,0 48,0	159	46 w.	105/65	54 60			70	5,1 5,9	142 142				
H. E.	75,4 75,4	168	57 w.	130/80 130/80	65 73						6,1	6,8		
A. R.	60,8	167	25 w.	130/90 120/80	74 68				4,6 4,7	144 138				
A. H.	52,8	170	30 w.	115/80	68	10 15 20 15	10 15 20 15		4,7	136				
Normalwerte:					Frauen: 60–120						Frauen: 6–12			

Tabelle 8 (Fortsetzung)

Name	Gewicht kg	Größe cm	Alter, Geschlecht	RR	Pulsfrequenz	Dynamometrie in Grad rechts	Dynamometrie in Grad links	Nüchternzucker in mg%	K im S. in mval/l	Na im S. in mval/l	17-Ketosteroide in mg/24 h	17-Ketosteroide in mg/l	Gesamtcorticoide in mg/24 h	Gesamtcorticoide in mg/l
D. W.	59,0	173	19 m.	80/55	60	30	30	57	5,2	153	*9,8* 960	10,3	—	—
				95/70	60	35	30	71	5,3	134				
	59,2		21	120/80	84	35	40	67	5,4	160				
						40	40	64			*10,2* 925	11,0	—	
						45	35	77						
	59,6		25	105/65	46	40		88	4,0	157	*8,8* 1000	8,8	*6,6* 1000	6,6
L. P.	69,7	180	35 m.	130/80	54	30	25	93	5,5	138	—	—		
						35	35	91	5,9	148				
	70,8		38	120/80	68	45	35		4,8	136			*6,9* 920	7,5
						40	35							
Sch. P.	52,0	170	47 m.	145/95	73	75	70	120	4,1	145	*4,4* 1040	4,2	*4,1* 1040	3,9
						75	70	134	4,2	150				
						70	65	141						
R. E.	62,4	175	19	125/80	64	60	60		4,5	147	6,6			
	66,8	178	m. 24	130/90	63	60	60							
						70	65							
						75	65							
						70	65							
						70	60							
H. G.	75,2	177	29 m.	110/80	72	25	25							
				115/80	58	25	30							
	73,5			105/75	84	30	35		4,7	150				
						30	35							
						25	30							
A. J.	77,4	180	55	140/95	74	—	—							
	79,0		m. 58	120/80	76				5,2	154				
Sch. H.	68,8	166	53 m.	145/100	68	30	30	191	5,7	147				
						30	30							
						35	35							
						35	30							
						30	30							

Z. F.	57,9 57,9	172	20 m.	110/70 140/80	47 96	25 30 35 30 30	20 20 30 30 25	94	4,6 5,1	150 158	*8,3* 2500	**3,3**	*9,2* 2500	**3,6**
Sch. K.	66,5 63,2 67,0 72,2 70,3	171	45 m. 46 49 50	160/90 150/100 145/95 150/100	60 64 49 60 58	15 15 20 30 25 25	15 20 20 25 20 20	88 91	6,1 4,7 6,3 6,1 5,7 5,7 4,6	137 148 142 144 150 150 154	9,4 *5,6* 1410 *7,2* 1100	4,0 6,5	*6,3* 1410 *11,6* 1100	4,5 10,5
P. L.	63,8	176	49 m.	130/90	75	—	—		4,0	142	*10,7* 1580	6,8	*9,3* 1580	5,9
R. G.	57,9 63,0	180	21 m. 23	145/100 100/70 105/75	56 — 48		70 80 85 90 85	90 76	— — 4,5	— — 149	10,2 *8,1* 930	8,6	*6,4* 930	6,9
M. V.	65,0	176	14 m.	110/70	83	—	—		4,4	145	*2,5* 800	3,1	*2,8* 800	3,5
M. O.	72,7	181	42 m.	110/75 100/75	90 60	80 80 95 95 85	70 70 80 85 80		5,0	146	*7,8* 1190	6,5	—	—
H. A.	76,6	160	38 m.	140/160	75	—	—	85 84	5,3	145	7,4 6,8	— —	— —	— —
Normalwerte:						Männer: 100 bis 180	80 bis 120					Männer: 10–20	8,5 bis 12	

(Alter beachten!)

mehr oder weniger eindrucksvoll pathologisch verändert waren. Im Vordergrund stehen die Berichte über Atrophien der verschiedenen Zonen, über Lipoidarmut usw. Im einzelnen kann auf die Zusammenstellung der pathologisch-anatomischen und histologischen Befunde am Ende des endokrinologischen Teils der Monographie verwiesen werden.

Außerdem bot das klinische Bild der myotonischen Dystrophie manche verwandte Züge zum Morbus Addison, ohne aber je ein typisches Addison-Bild zu repräsentieren. Adynamie, Hypotonie, zum Teil vermehrte Pigmentbildung, Hypoglykämien, teilweise gering erhöhte Kaliumwerte im Serum u.a. waren die Symptome, die an eine Nebennierenrindeninsuffizienz erinnerten. In den Tabellen 8, 9 und 10 und den graphischen Darstellungen (Abb. 9, 10, 11, 12, 13) haben wir unsere bei dieser Frage interessierenden Untersuchungsergebnisse zusammengestellt.

Werten wir die Ergebnisse der Tabelle 8 zuerst aus, so fällt auf, daß die Befunde uneinheitlich sind. Neben konstant hypotonen Blutdruckwerten bei einzelnen Patienten finden sich wechselnd hypotone und normotone Werte bei anderen. Die meisten hatten normale Blutdruckwerte. Bei zwei Patientinnen wurden zeitweise auch gering erhöhte Werte gemessen. Ebenso verhielt es sich mit der Pulsfrequenz. Bradycardie wechselte manchmal innerhalb kürzester Frist mit normaler oder auch erhöhter Frequenz. Konstante Bradycardie (zwischen 50 und 60) war bei uns die Ausnahme.

Bei den Untersuchungen mit dem Dynamometer erreichten nur zwei Patienten Werte, die dicht an die untere Grenze des normalen Bereiches herankamen. Wenn die Methode auch recht grob ist, gestattet sie doch bei so deutlichen Ergebnissen die Aussage, daß praktisch bei allen Patienten mit myotonischer Dystrophie eine Hypodynamie vorliegt.

Der Nüchternzucker war meist normal; bei drei Patienten geringer oder deutlicher erhöht und bei zweien erniedrigt. Die gleiche Uneinheitlichkeit der Befunde fand sich auch bei den Werten für Kalium und Natrium im Serum. Sie liegen mehr oder weniger im normalen Bereich, gegenüber Gesunden vielleicht näher an der oberen Grenze der Norm.

Die 17-Ketosteroide sind, wie früher schon erwähnt, gering erniedrigt oder im unteren Bereich der normalerweise ausgeschiedenen Mengen. Die Gesamtcorticoide zeigen ein ähnliches Verhalten. Vermehrte Ausscheidung wurde in keinem Fall festgestellt.

Vergleichen wir unsere Ergebnisse der Tabelle 8 mit den entsprechenden Angaben aus der Literatur [64, 220], so fanden wir weniger oft Bradycardie und Blutdruckerniedrigung. Wahrscheinlich liegt das daran, daß wir unsere Patienten ambulant untersuchten und die Zusammenstellungen meistens Berichte stationär betreuter Patienten umfassen. Die daraus zu ziehenden Schlüsse sollen im Abschnitt über Störungen am Herzen diskutiert werden. Für die hier zur Diskussion stehende Frage nach einer Nebenniereninsuffizienz können uns die Befunde keinen Anhalt geben, wenn wir sie nicht im verneinenden Sinne verwerten wollen. Die Hypodynamie, die wir praktisch bei allen Patienten klinisch und dynamometrisch feststellen konnten, wird von allen Untersuchern angegeben. Sie könnte mit einer Nebennierenrindeninsuffizienz in Zusammenhang stehen, kann aber auch Folge der Muskeldystrophie sein.

Das Serumkalium untersuchten u.a. CUMINGS und MAAS [*42*] und GRÜTTNER und MERTENS [*80*]. Sie fanden normale Werte. Letztere verglichen ihre Werte mit den durchschnittlich bei Gesunden gefundenen und sahen, daß sie im oberen Streubereich der Norm lagen. Natrium im Serum wurde bisher nur selten bei myotonischer Dystrophie untersucht. Die übermittelten Werte waren normal.

Auf die Befunde der 17-Ketosteroide wurde bei der Diskussion über die Bedeutung der männlichen und weiblichen Keimdrüsen ausführlich eingegangen. Wie dort schon erwähnt, könnte ihre meist gering verminderte Ausscheidung für eine geringfügige Störung der Nebennierenrindenfunktion sprechen.

Wie ebenfalls schon erwähnt, werden Androsteron und Ätiocholanolon entsprechend der Verminderung der 17-Ketosteroide anteilig auch weniger ausgeschieden.

Wie sich die Fraktionen der 17-Ketosteroide, die mit Sicherheit nicht aus dem Hoden, sondern aus der Nebennierenrinde stammen, verhalten, ist aus den folgenden Zahlengegenüberstellungen zu ersehen:

Dehydroepiandrosteron (DHA):

1,3–3,2 (Mittel 1,97) mg/24 h	bei 6 Patienten mit myotonischer Dystrophie
3,0–6,5 (Mittel 4,6) mg/24 h	bei gleichaltrigen Gesunden

dem entspricht in Prozent der gefundenen 17-Ketosteroide:

15–33% (Mittel 24%)	bei unseren Kranken
18–40% (Mittel 27%)	bei gleichaltrigen Gesunden

Restfraktion (17-Ketosteroide mit einer Sauerstoffunktion am C Atom 11):

0,8–3,0 (Mittel 2,1)	bei unseren Patienten
1,5–5,0 (Mittel 3,5)	bei gleichaltrigen Gesunden

prozentual:

11–44% (Mittel 28%)	bei unseren Patienten
10–30% (Mittel 21%)	bei gleichaltrigen Gesunden.

Also auch bei diesen Steroiden eine absolut verringerte prozentual der Verminderung der 17-Ketosteroide etwa entsprechende Ausscheidung im Urin. Ob die bei der Restfraktion etwas auffälligeren Differenzen des prozentualen Anteils bei Gesunden und Kranken bedeutsam sind, läßt sich in Anbetracht der kleinen Zahl untersuchter Patienten nicht ausmachen. Vergleichsuntersuchungen aus der Literatur sind nicht vorhanden.

Aus den graphischen Darstellungen (Abb. 9), die das Verhalten der Gesamtcorticoide, 17-Ketosteroide und ihrer Fraktionen unter ACTH-Belastung (25 IE ACTH in 500 ccm physiologischer Kochsalzlösung über 8 Stunden als Dauertropfinfusion) zeigen, ersehen wir, daß bei 6 (Sch. K., P. L., R. G., Z. F., D. W. und Sch. B.) von 11 untersuchten Patienten die Gesamtcorticoidausscheidung nach ACTH-Gabe zwar zunimmt, aber im Vergleich zu der Zunahme bei Gesunden unter gleichen Umständen doch deutlich zurückbleibt. Von diesen 6 Patienten hatten 2 (D. W. und R. G.) am Kontrolltag erniedrigte Werte. Von den übrigen 5 Patienten, deren Nebennierenrinde normal auf ACTH ansprach, hatten 3 erniedrigte Ausgangswerte.

Auch die Ausscheidung der 17-Ketosteroide nimmt bei 4 (R. G., Sch. B., Sch. K., Z. F.) von 10 Untersuchten nicht in einem Maße zu, wie wir es bei Gesunden kennen. 3 davon (R. G., Sch. K., Z. F.) hatten erniedrigte Werte am

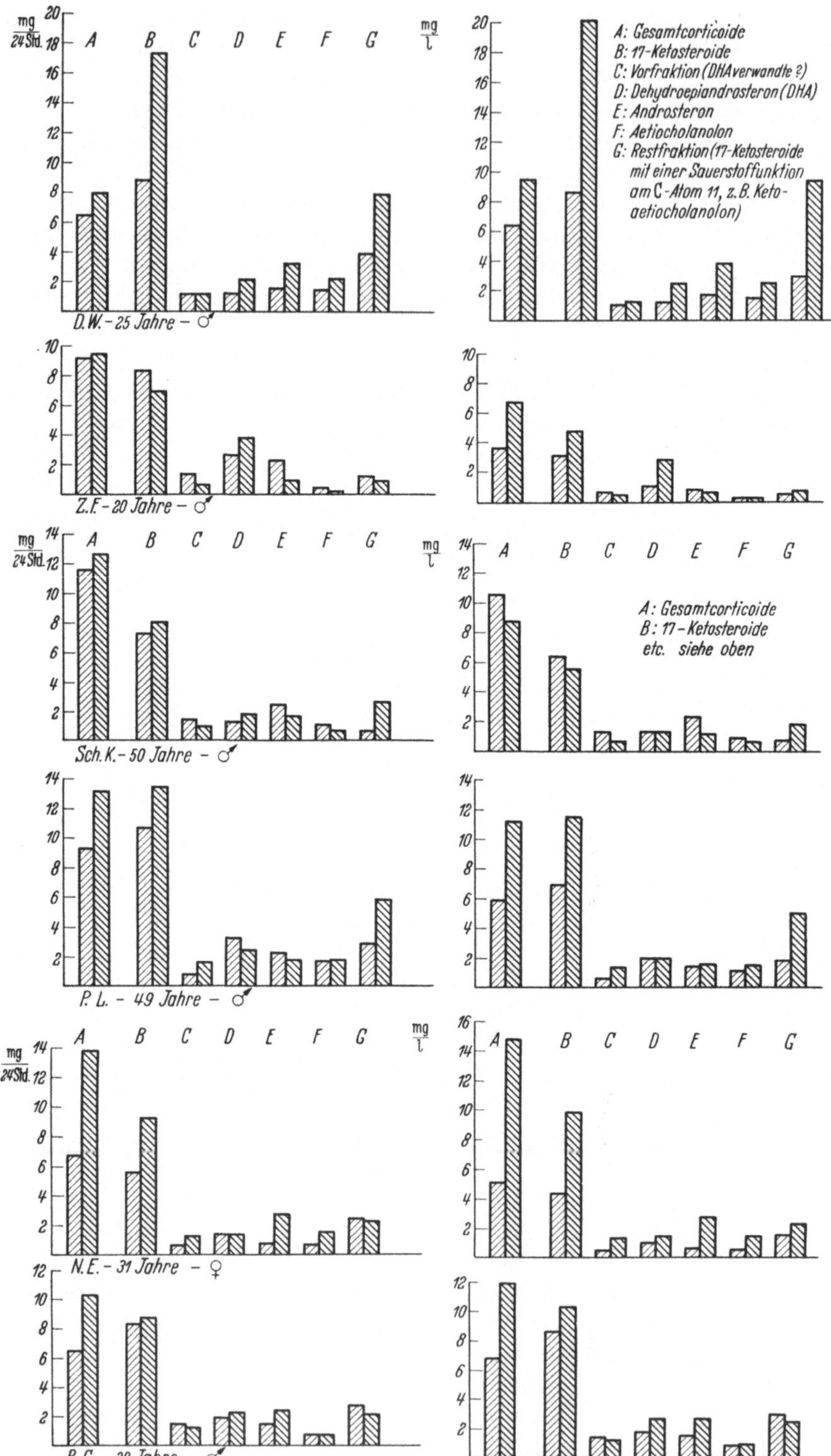
A: Gesamtcorticoide
B: 17-Ketosteroide
C: Vorfraktion (DHAverwandte?)
D: Dehydroepiandrosteron (DHA)
E: Androsteron
F: Aetiocholanolon
G: Restfraktion (17-Ketosteroide
mit einer Sauerstoffunktion
am C-Atom 11, z.B. Keto-
aetiocholanolon)
A: Gesamtcorticoide
B: 17-Ketosteroide
etc. siehe oben
D.W. - 25 Jahre - ♂
Z.F. - 20 Jahre - ♂
Sch.K. - 50 Jahre - ♂
P.L. - 49 Jahre - ♂
N.E. - 31 Jahre - ♀
R.G. - 28 Jahre - ♂
mg/24Std.
mg/l
A B C D E F G

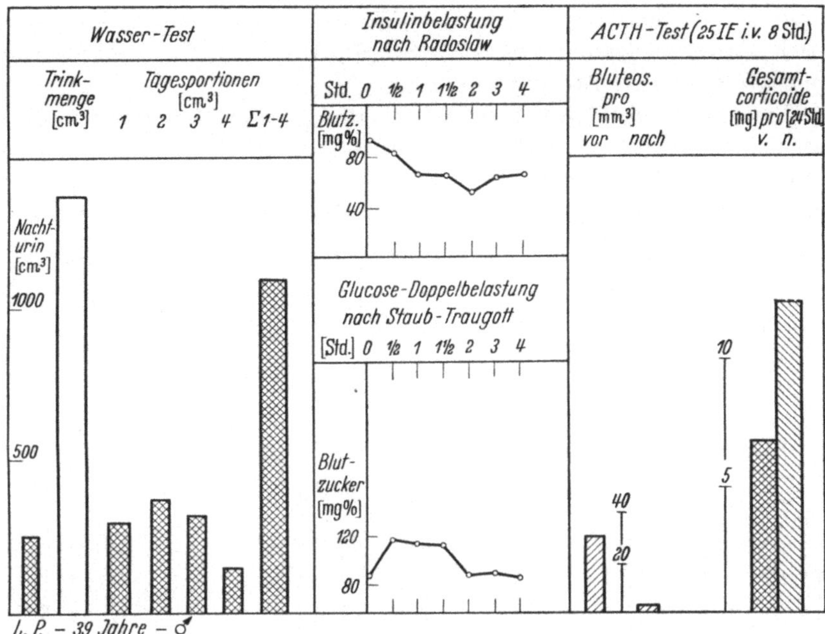

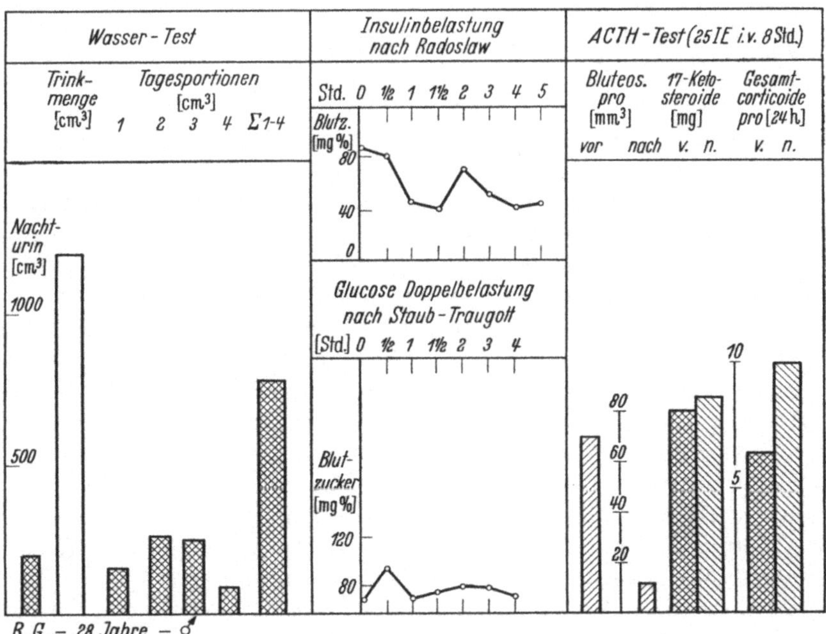

Abb. 10. Wassertest, Insulinbelastung, Glucose-Doppelbelastung, ACTH-Test bei 2 männlichen Patienten mit myotonischer Dystrophie

Abb. 9 (auf S. 28). Gesamtcorticoide, 17-Ketosteroide und ihre Fraktionen vor und nach ACTH-Belastung bei 6 Patienten mit myotonischer Dystrophie. Die linke Säulengruppe zeigt die Werte in mg/24 Stunden, die rechte Säulengruppe in mg/l

Kontrolltag. Von den übrigen 6 in dieser Richtung untersuchten Patienten, die praktisch normal reagierten, hatten 3 (Sch. P., D. W., N. E.) vorher erniedrigte 17-Ketosteroidwerte im 24-Stunden-Urin.

Die Fraktionen der 17-Ketosteroide verhalten sich nicht einheitlich. Eine Gesetzmäßigkeit ist nicht zu erkennen. Es bleibt vorerst unklar (besonders auch in Anbetracht des Fehlens einer Vergleichsmöglichkeit mit einer größeren Zahl gesunder, mit ACTH belasteter Personen), wie diese Unterschiede zu deuten sind

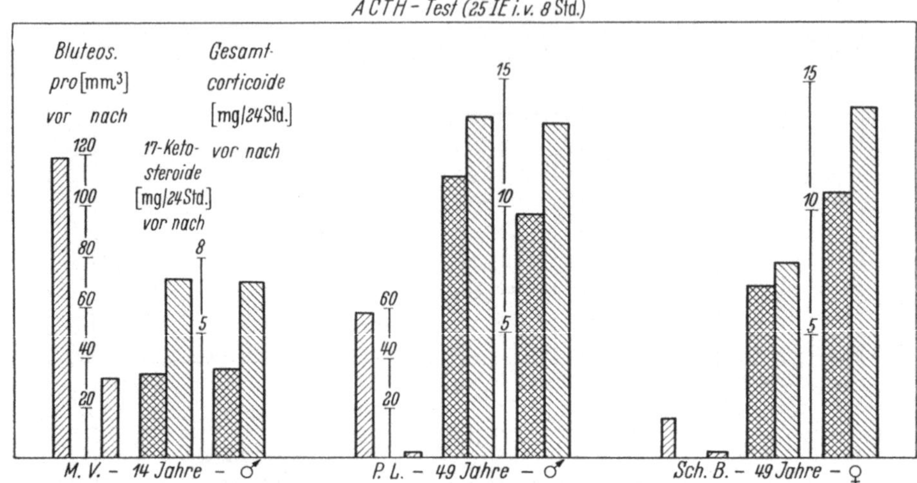

Abb. 11. ACTH-Test bei 3 Patienten mit myotonischer Dystrophie

und ob sie nicht auch bei Gesunden vorkommen. Interessant wäre es aber zu wissen, warum bei dem einen Patienten oder bei der einen Gruppe gerade diese Fraktion nach ACTH-Belastung vermehrt ausgeschieden wird und bei dem anderen Patienten oder der anderen Gruppe gerade jene. Vielleicht kann man so einen Hinweis auf die Intaktheit der einzelnen Teilfunktionen der Nebennierenrinde bekommen. Dazu sind aber noch eine größere Zahl Untersuchungen nötig.

Wir haben die Funktionsprüfung der Nebennierenrinde, wie jetzt allgemein üblich, auch durch Zählung der Eosinophilen vor und nach Belastung mit ACTH durchgeführt (THORN-Test) und dabei immer einen Abfall der Eosinophilen in einer Höhe bekommen, wie es bei normaler Nebennierenfunktion zu fordern ist. Aus den graphischen Darstellungen (Abb. 10, 11, 12) und im Abschnitt, der der Besprechung der Hypophyse und ihrer Funktion bei myotonischer Dystrophie gewidmet ist, sind die Einzelheiten zu ersehen. Dort sind auch die Ergebnisse des zur Beurteilung der Nebennierenrindenfunktion empfohlenen Wassertestes eingetragen. Sie sind nicht für Nebennierenrindeninsuffizienz typisch, denn bei allen war eine der nach Wassergabe ausgeschiedenen Urinportionen größer als die Nachturinmenge. Es ist aber auffällig, daß nach 4 Stunden keiner der Patienten, obwohl kein Anhalt für eine Nierenerkrankung besteht, die Trinkmenge wieder ausgeschieden hatte. Das darf vielleicht auch als Zeichen einer nicht ganz intakten Nebennierenfunktion in diesen Fällen gewertet werden, wenn nicht nebennierenunabhängige Störungen im Wasserhaushalt bei myotonischer Dystrophie bestehen, die uns bisher entgangen sind.

Aus der Literatur sind außer den schon erwähnten 17-Ketosteroidbestim-
mungen nur spärlich weitere Untersuchungen bekannt. MERTENS und NOWA-

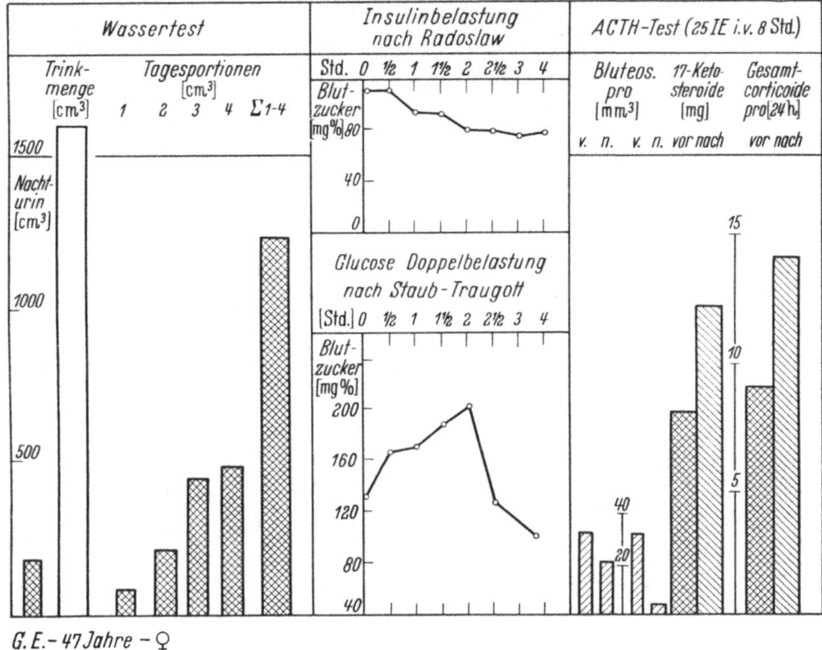

Abb. 12. Wassertest, Insulinbelastung, Glucose-Doppelbelastung und ACTH-Test bei einer Patientin
mit myotonischer Dystrophie

KOWSKI [163] sahen bei ihren 6 untersuchten Patienten einmal einen pathologischen THORN-Test, bei den übrigen fiel die Probe normal aus. Auch sie berichten

Tabelle 9. *Gesamtcorticoide, neutrale 17-Ketosteroide und Aldosteron bei 5 Patienten
mit myotonischer Dystrophie*

Name	Alter	Gesamtcorticoide		17-Ketosteroide		Aldosteron	
		mg/24 h	mg/l	mg/24 h	mg/l	γ/24 h	γ/l
D. W.	25	*6,6* 1000	6,6	*9,8* 960 *8,8* 100	10,3 8,8	*15* 1600	9,4
M. O.	43			*7,8* 1190	6,5	*10* 1050	9,5
R. E.	24			6,6		*7,4* 980	7,6
Z. F.	20	*9,2* 2500	3,6	*8,3* 2500	3,3	*8,2* 2500	3,3
Sch. P.	47	*4,4* 1040	4,2	*4,1* 1040	3,9	*2,2* 1140	1,9

über Verzögerung der Ausscheidung im Wassertest. Die Corticoide im 24-Stunden-Urin waren bei fünf Patienten in normalen Mengen, bei einem Patienten vermehrt vorhanden. Über das Verhalten der 17-Ketosteroide und Corticoide nach ACTH-

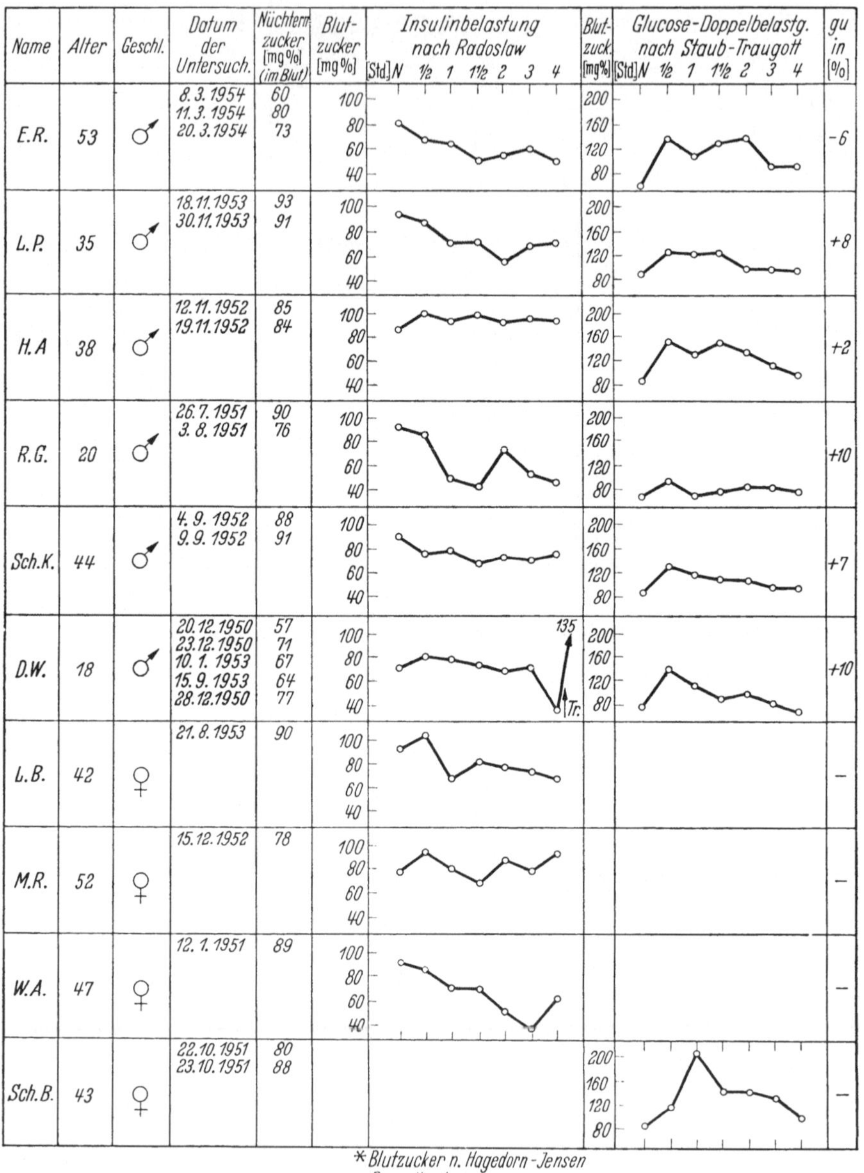

Name	Alter	Geschl.	Datum der Untersuch.	Nüchternzucker [mg%] (im Blut)	Blutzucker [mg%]	Insulinbelastung nach Radoslaw	Blutzuck. [mg%]	Glucose-Doppelbelastg. nach Staub-Traugott	gu in [%]
E.R.	53	♂	8. 3. 1954 11. 3. 1954 20. 3. 1954	60 80 73					−6
L.P.	35	♂	18. 11. 1953 30. 11. 1953	93 91					+8
H.A	38	♂	12. 11. 1952 19. 11. 1952	85 84					+2
R.G.	20	♂	26. 7. 1951 3. 8. 1951	90 76					+10
Sch.K.	44	♂	4. 9. 1952 9. 9. 1952	88 91					+7
D.W.	18	♂	20. 12. 1950 23. 12. 1950 10. 1. 1953 15. 9. 1953 28. 12. 1950	57 71 67 64 77					+10
L.B.	42	♀	21. 8. 1953	90					—
M.R.	52	♀	15. 12. 1952	78					—
W.A.	47	♀	12. 1. 1951	89					—
Sch.B.	43	♀	22. 10. 1951 23. 10. 1951	80 88					—

Abb. 13. Insulinbelastungs- und Glucose-Doppelbelastungskurven bei 10 Patienten mit myotonischer Dystrophie

Belastung gewinnen wir dort keine Angaben. HOLLAND und Mitarbeiter [103] untersuchten einen ihrer Patienten in dieser Richtung und teilen gering erniedrigte 17-Hydroxycorticosteroidwerte mit. Nach intravenöser ACTH-Gabe stiegen sie aber ebenso wie die der 17-Ketosteroide deutlich an. JACOBSON und Mitarbeiter [*109*] fanden unter vier untersuchten Patienten die 17-Hydroxycorticoide zweimal erniedrigt. Sie stiegen deutlich nach intravenöser ACTH-Gabe an. Der THORN-Test, der nach intramuskulärer Gabe von ACTH bei manchen seiner Patienten pathologisch war, fiel nach intravenöser Gabe von ACTH normal aus.

In Tabelle 9 sind bei fünf unserer Patienten die Ergebnisse der Gesamtcorticoid-, der 17-Ketosteroid- und der Aldosteronbestimmung im Urin nebeneinander verzeichnet. Mit diesen drei Bestimmungen erfassen wir das Spektrum der Teilfunktionen der Nebennierenrinde recht gut, nachdem wir durch die fraktionierte Bestimmung der 17-Ketosteroide auch schon Einblick in die ausgeschiedenen Mengen Androsteron und Ätiocholanolon bekommen haben (Abb. 4 und 5). Diese Teilfunktionen bestehen in der Wirkung auf den Kohlenhydrat- und Eiweißstoffwechsel (Glucocorticoide), auf den Natrium- und Kaliumhaushalt (Mineralocorti-

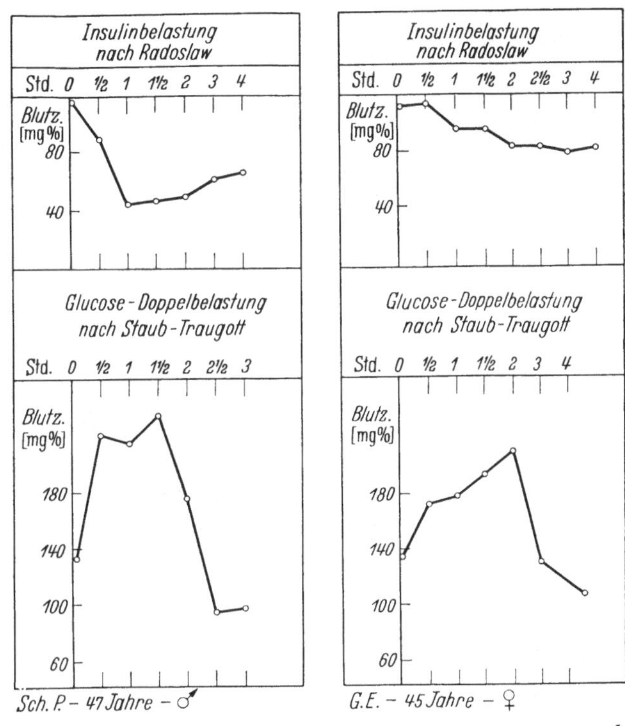

Abb. 14a u. b. Insulin- und Glucose-Doppelbelastungskurven bei 2 Patienten mit myotonischer Dystrophie und Diabetes

coide) und in der Bildung von Steroiden mit männlicher Sexualhormonwirkung (Nebennierenandrogene). Dabei ist aber die Wirkung der einzelnen Hormone nicht streng spezifisch. Ihr Wirkungsbereich kann sich überschneiden.

Die Ergebnisse zeigen uns, daß nicht eine der Teilfunktionen ausfällt oder erheblich mehr gestört ist als die andere. Etwas Verbindlicheres ist dieser Tabelle nicht zu entnehmen.

Die Kurven der Glucose- und der Insulinbelastung (Abb. 13 und 14) sind nebeneinander aufgeführt. Ein einheitliches Bild konnte auch hier nicht gewonnen werden. Neben normalen Kurven bei der Glucosebelastung finden wir auch solche vom diabetischen Typ und weiterhin Kurven, die eine verzögerte Rückbildung der Hypoglykämie erkennen lassen. Unter der Insulinbelastung sehen wir neben normalen Reaktionen solche, die für Insulinempfindlichkeit, und solche, die für Insulinresistenz sprechen. Summarisch gesehen läßt sich daraus auch unter Beachtung der verschiedenen Interpretationsmöglichkeiten wohl nur ableiten, daß bei den einzelnen Patienten recht verschiedene Verhältnisse vorliegen, die einen

Tabelle 10. *Na, K und Cl im Serum und Speichel bei myotonischer Dystrophie*

Name	Alter	Ge-schlecht	Datum der Untersuchung	Kalium im Serum mval/l	Kalium im Speichel		Natrium im Serum	Natrium im Speichel		Chlor im Speichel	Speichel-menge je Std.	Chlor im Serum mval/l	Calcium im Serum mg%	Alkali-reserve mval/l
					ist	soll		ist	soll					
R. G.	20	m.	3. 8.51	–	17	20	145	59	42	–	172	–	10,2	30
Sch. K.	44	m.	15. 3.52	–	15	19	148	54	48	–	193	–	11,0	27
Sch. K.	44	m.	26. 6.52	6,1	16	19	137	63	49	43	197	–	9,9	–
Sch. K.	44	m.	1. 7.52	4,7	17	18	148	52	51	37	203	–	–	24*
Sch. K.	44	m.	27. 1.53	5,6	19	19	147	51	46	34	186	100	10,3	31
D. W.	18	m.	21. 5.52	5,3	19	24	134	73	27	–	122	–	11,3	19
H. A.	38	m.	17. 11.52	5,3	19	21	145	48	38	20	158	97	10,5	30
E. R.	53	m.	9. 12.52	6,7	20	21	121	57	38	37	158	101	10,4	31
E. R.	53	m.	29. 1.53	–	22	17	130	65	56	43	220	106	10,5	25
M. R.	52	w.	19. 12.52	6,2	14	18	148	68	31	47	134	109	11,5	30
W. A.	47	w.	10. 1.53	6,5	21	23	152	43	30	24	130	106	10,8	24
H. E.	58	w.	25. 2.53	4,5	19	21	145	26	40	15	166	–	10,6	24
L. B.	42	w.	17. 8.53	4,0	–	–	138	75	28	40	125	102	10,4	23
R. E.	18	m.	16. 11.53	4,5	–	–	147	26	54	23	214	104	10,0	32
L. P.	35	m.	20. 11.53	5,9	–	–	148	28	43	21	177	105	9,4	22

* 5 Tage nach DOCA.

Einfluß auf diese Proben nehmen können. Soweit runden sie das gewonnene Bild ab.

In Tabelle 10 findet sich eine Übersicht über die Werte von Natrium, Kalium, Chlor und Alkalireserve im Serum und besonders Natrium und Kalium im Speichel. Auch bei diesen Untersuchungen, die von ALBRECHT nach der von HOFFMEISTER und ALBRECHT [102] angegebenen Methode durchgeführt wurden, ergibt sich kein einheitliches Bild. Jedoch fällt auf, daß bei der Mehrzahl unserer Patienten die Befunde denen bei Nebenniereninsuffizienz sehr ähnlich sind.

Die Behauptung, daß eine Unterfunktion der Nebennierenrinde für die Entstehung der myotonischen Dystrophie bedeutsam sei [6], fußt hauptsächlich auf klinischen Symptomen, wie Magerkeit, Müdigkeit, Hyperpigmentation, Adynamie, niederem Blutdruck usw. Es kommt noch hinzu, daß bei den bis zur Aufstellung dieser Behauptung obducierten Patienten mit myotonischer Dystrophie immer Veränderungen an der Nebennierenrinde beschrieben worden sind. Außerdem hatten gerade RUSSEL und STEDMAN [189] und KENNEDY und WOLF [113] berichtet, daß Kalium die Myotonie verstärkt. Auch das könnte auf eine entscheidende Rolle der Nebennierenrinde in der Pathogenese der myotonischen Dystrophie hinweisen.

Obwohl auch die späteren pathologisch-anatomischen und histologischen Befunde bis auf eine Ausnahme Veränderungen an der Nebennierenrinde erkennen ließen, glauben wir nach unseren Untersuchungen sagen zu können, daß eine Nebennierenrindeninsuffizienz, wie wir sie von ihren typischen Krankheitsbildern her kennen, *für die Entstehung* der myotonischen Dystrophie nicht in Frage kommt. Eine gestörte Funktion der Nebennierenrinde ist recht häufig erkennbar, aber bei den einzelnen Patienten sehr verschieden ausgeprägt. Versucht man, diese oben näher beschriebenen Störungen jedoch in eine der bekannten Formen der Nebenniereninsuffizienz einzuordnen, so ist das praktisch unmöglich. Für keine erfüllen sie die gestellten Forderungen. Am ehesten könnte man sie unter die „funktionelle" Nebenniereninsuffizienz einreihen. Mit diesem Begriff ist aber nicht viel anzufangen, da er kein besonderes Krankheitsbild charakterisiert, sondern Begleiterscheinungen, die bei vielen Erkrankungen auftreten können, umfaßt. Man sollte ihn am besten in unserem Falle aber so lange nicht verwenden, bis wir genau wissen, daß es sich bei der myotonischen Dystrophie eben um eine solche Begleiterscheinung handelt. Das aber ist vorerst nicht der Fall. Erklärungsmöglichkeiten für die gestörte Nebennierenrindenfunktion bieten sich mehrere an. Einmal könnte sie Folge des oder der Gendefekte sein, die dieser Erbkrankheit zugrunde liegen. Damit würde sie zu einem weiteren Kardinalsymptom, was in Anbetracht ihrer Häufigkeit durchaus möglich wäre. Zum anderen wäre es aber auch denkbar, daß die Nebennierenrinde, unabhängig von dem ererbten Defekt, im Verlauf des Krankheitsprozesses überbeansprucht, Schaden nimmt. Möglich wäre auch, daß der kranke Organismus – quasi zu seinem Schutz – durch seine Regulationsfähigkeit geringere Mengen kataboler Nebennierenrindenhormone anfordert. Es wäre dann eine Anpassung an die besonderen Umstände erfolgt. Das sind hypothetische Erwägungen, die alle ihr Für und Wider haben. Keine von ihnen hat vorerst ein Recht auf Gültigkeit zu beanspruchen.

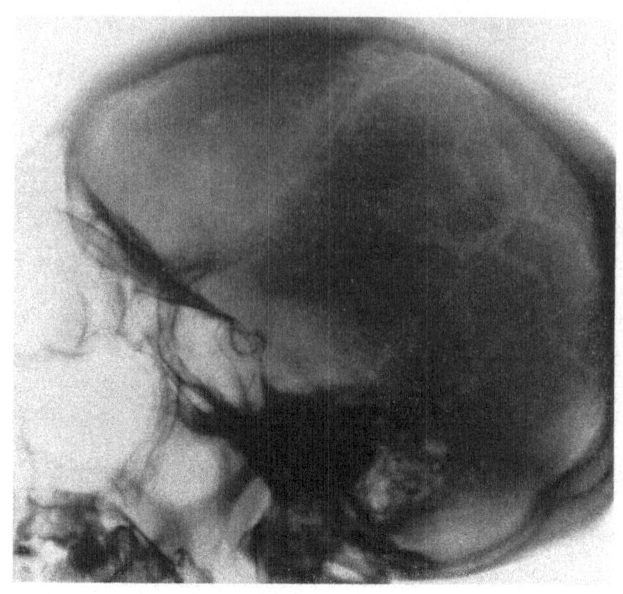

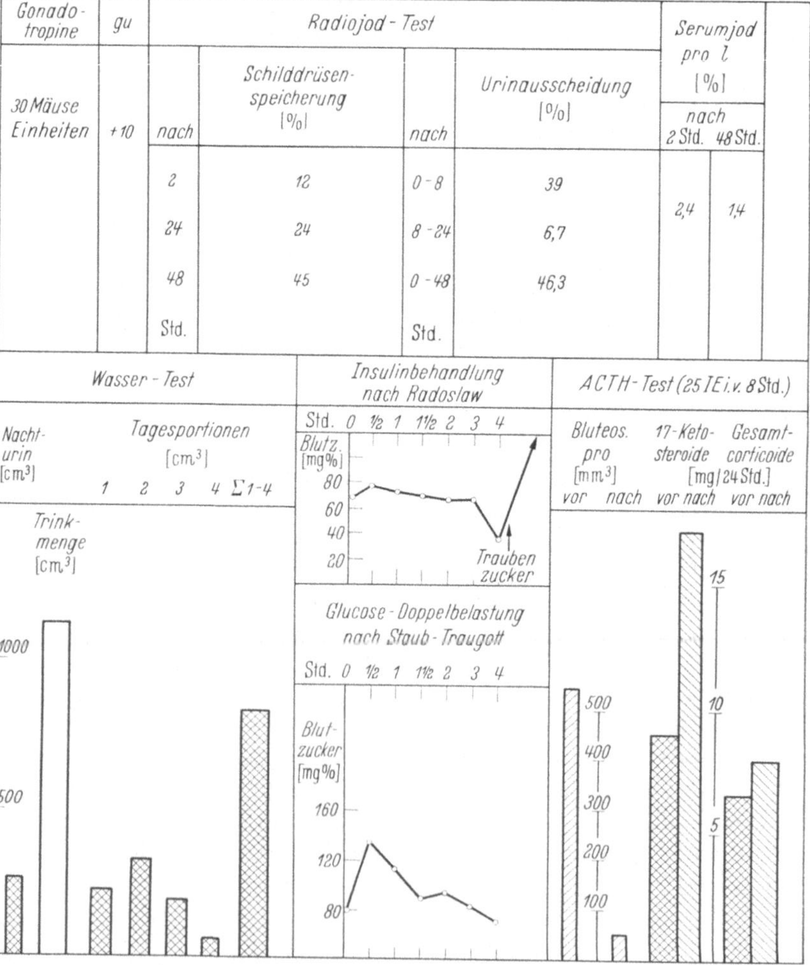

Abb. 15. Gonadotropine, GU, Radiojodtest, Wassertest, Insulinbelastung, Glucose-Doppelbelastung und ACTH-Test bei 25jährigem Patienten D. W. mit myotonischer Dystrophie und *kleiner Sella*. Kein Anhalt für gestörte Hypophysenfunktion

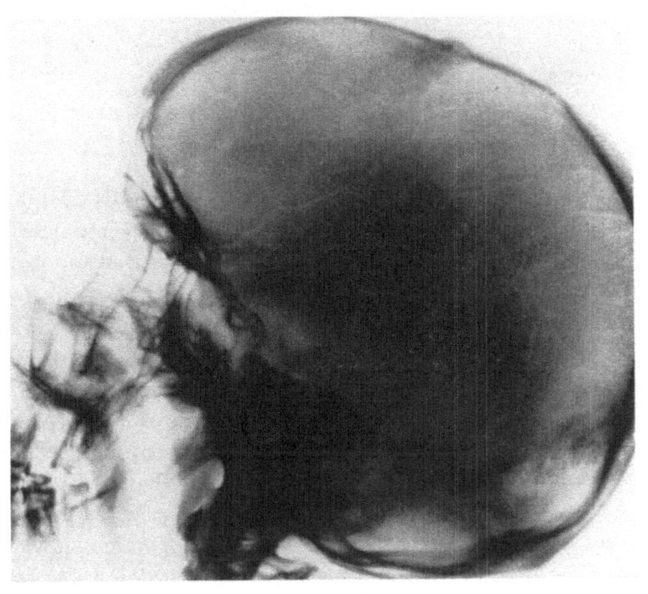
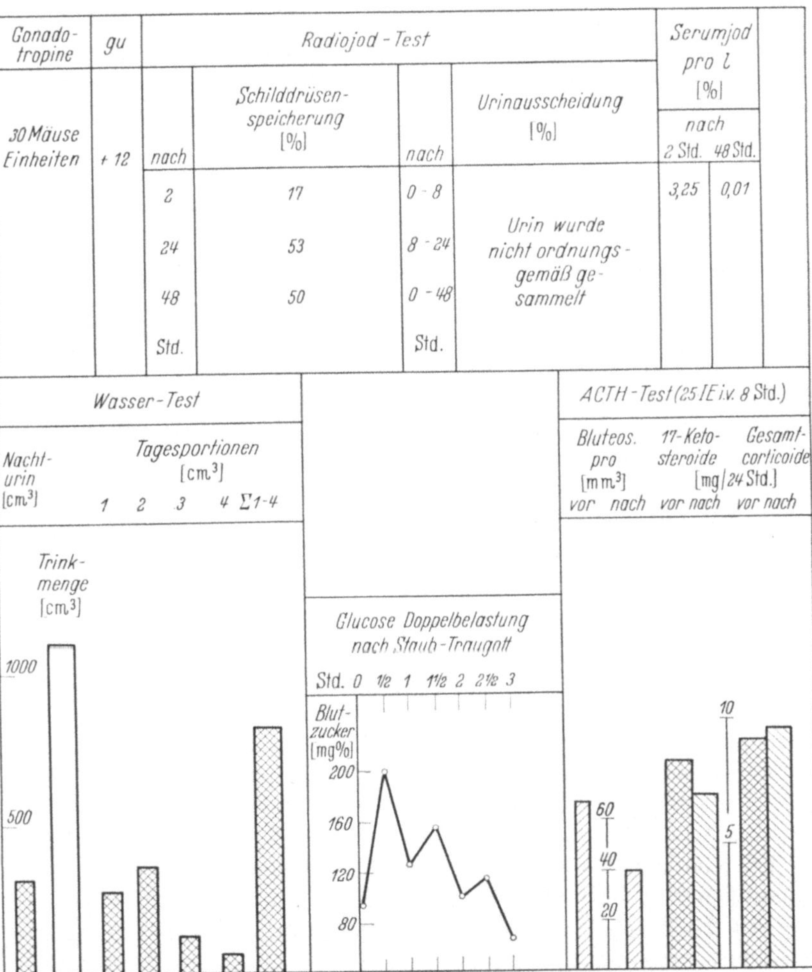

Abb. 16. Gonadotropine, GU, Radiojodtest, Wassertest, Glucose-Doppelbelastung und ACTH-Test bei 20jährigem Patienten Z. F. mit myotonischer Dystrophie und *sehr kleiner Sella*. Kein Anhalt für gestörte Hypophysenfunktion

8. Hypophyse

Die zum Teil erhebliche Magerkeit, die Adynamie, die oft kleine Sella [*6, 40, 85, 111, 128, 141*] und der häufig erniedrigte Grundumsatz verführten wohl hauptsächlich dazu, eine Hypophyseninsuffizienz als Ursache der myotonischen Dystrophie anzunehmen. War doch die Meinung weit verbreitet, daß die Kranken mit Unterfunktion dieses Organs kachektisch seien. Vielleicht haben auch die bei myotonischer Dystrophie häufige Hodenatrophie bzw. die Regelstörungen bei den weiblichen Patienten bei dieser Annahme mit Pate gestanden.

Läßt sich nun nach dem klinischen Gesamtbild und der heute möglichen Beurteilung der einzelnen Aufgaben der Hypophyse diese Annahme rechtfertigen?

Seit den Arbeiten von SHEEHAN [*204, 207*], SHEEHAN und MURDOCH [*205*] und SHEEHAN und SUMMERS [*206*] ist bekannt, daß nur wenig Patienten mit funktionstüchtiger Hypophyse mager sind. Die meisten sind normalgewichtig, aber auch fette kommen in einer Anzahl vor, die der der mageren gleich ist. Das Symptom Magerkeit hilft also nicht weiter. Auch das sonstige klinische Bild spricht gegen das Bestehen eines Vollsyndroms globaler Hypophyseninsuffizienz (MORANDI und Mitarbeiter [*169*]). Es fehlen Pigmentmangel, Kahlheit des Körpers, Störungen der Schweiß- und Talgdrüsensekretion fast immer. So ergibt sich also klinisch kein zwingender Anhalt für die Annahme einer Hypophyseninsuffizienz, wie wir sie als SHEEHAN-Syndrom kennen.

Auch einer kleinen Sella kommt keine Bedeutung für die Diagnose einer Hypophyseninsuffizienz zu (Abb. 15). Sogar bei äußerst kleiner Sella (Abb. 16) besteht kein sicherer Hinweis auf die Möglichkeit einer Hypophyseninsuffizienz.

Bei normalen oder erhöhten Gonadotropinen, normaler Schilddrüsenfunktion und fehlender eindeutiger Nebennierenrindeninsuffizienz ist eine alle Funktionen betreffende Hypophyseninsuffizienz auch leichteren Grades ausgeschlossen. Lediglich die bei manchen Patienten etwas erniedrigte 17-Ketosteroid- und Gesamtcorticoidausscheidung im Urin, die unter ACTH-Gabe (25 IE im 8-Stunden-Tropf i.v.) ansteigt, könnte die Vermutung stützen, daß ein relativer ACTH-Mangel bei diesen Patienten vorhanden ist. Man darf diese Befunde aber nicht überschätzen. Die verminderte ACTH-Produktion als erstes Symptom einer Hypophyseninsuffizienz widerspricht der Reihenfolge der Ausfallserscheinungen, die HUBBLE [*108*] und GANONG und HUME [*72*] bei sich entwickelnder Hypophyseninsuffizienz fanden. Nach diesen Autoren fallen die Gonadotropine zuerst aus. Erst nach weitgehender Zerstörung des Hypophysenvorderlappens versagt auch die Bildung des thyreotropen und adrenocorticotropen Hormons. Es müßte sich also um einen beginnenden isolierten Ausfall des adrenocorticotropen Hormons handeln (selektive Hypophysenvorderlappeninsuffizienz mit isoliertem Ausfall eines Hormons, wenn man sich der Einteilung von MORANDI und Mitarbeiter [*169*] bedienen will).

Einen einigermaßen überzeugenden Fall isolierten Ausfalls von ACTH überhaupt berichten STEINBERG und Mitarbeiter [*215*]. Es handelte sich um eine 50jährige Patientin, die im Laufe von 14 Jahren häufig wegen hypoglykämischer Zustände ins Krankenhaus eingewiesen wurde. Klinisch-anamnestisch wurde die Vermutungsdiagnose Nebennierenrindeninsuffizienz gestellt. Sehr niedrige Ausscheidung von 17-Ketosteroiden und 17-Hydroxycorticoiden und flacher Verlauf der Glucosebelastungskurve stützten die Diagnose. Der sehr deutliche Anstieg der 17-Ketosteroide und der 17-Hydroxycorticoide auf ACTH sowie die anhaltende Besserung bei fortlaufender ACTH-Therapie zeigten, daß es sich um einen ACTH-Mangel handelt. Die Gonadotropine wurden in normaler Menge ausgeschieden. Die Schilddrüsenfunktion war normal. Die Entstehungsursache blieb ungeklärt. Eine deutliche Ähnlichkeit des klinischen Bildes dieser Patientin mit dem unseres Patienten D. W. ist nicht zu leugnen. Auch er hatte rezidivierend hypoglykämische Zustände, die sich bei ihm besonders in heftigen Bauch- und Kopfschmerzen äußerten. Sie traten unter Belastung stärker auf. Durch Substitution mit ACTH oder Nebennierenrindenhormon konnten sie gebessert werden. Der Patient war adynam, hypoton und gegen Strapazen wenig widerstandsfähig. Es bestand Insulinüberempfindlichkeit bei der Insulinbelastung, bei der es zu einem hypoglykämischen Zustandsbild (auch hier Bauch- und Kopfschmerzen im Vordergrund) kam, das zum Abbruch der Untersuchung zwang. Die 17-Ketosteroide und Gesamtcorticoide waren im Gegensatz zu der Patientin von STEINBERG und Mitarbeitern [215] jedoch nicht wesentlich erniedrigt. Der Anstieg der Gesamtcorticoide nach Gabe von ACTH war nicht deutlich, während die 17-Ketosteroide recht erheblich anstiegen. Die Laboruntersuchungen fielen also keineswegs überzeugend aus.

Auch eine selektive Hypophysenvorderlappeninsuffizienz mit kombiniertem Ausfall *zweier* Hormone konnten wir bei unseren Patienten bisher nicht beobachten.

Das vegetative System mit seinen verschiedenen Orientierungen mag wohl eine Rolle beim Ablauf des Leidens für den einzelnen spielen. Damit haben wir aber kein Charakteristikum der Entstehung dieser Krankheit erfaßt, sondern nur auch für die Patienten mit diesem Erbleiden allgemeingültige biologische Gesetze anerkannt. Die ursächliche Störung bei der myotonischen Dystrophie in einzelne Regionen dieses Systems zu lokalisieren, wie es CURSCHMANN u. a. tun, scheint aber sehr problematisch. Solche Theorien sind schwierig zu widerlegen, besonders weil man für den Beweis nicht unbedingt mit unseren heutigen Methoden faßbare morphologische Veränderungen fordern kann. Die in dieser Richtung angefallenen pathologisch-anatomischen Untersuchungen konnten die Annahme zumindest nicht stützen. Daß bei Krankheiten oder Verletzungen dieser Regionen bisher nie das typische Bild der myotonischen Dystrophie beschrieben wurde, mag als weiteres Gegenargument gelten. Wenn dies geschah, lag wohl immer das Erbleiden selbst schon vor.

ADIE und GREENFIELD [4], BLACK und RAVIN [23], NADLER und Mitarbeiter [173] und THOMASEN [220] beschrieben bei je einem Patienten histologisch eine praktisch normale Hypophyse. Einige Autoren fanden vergrößerte Follikel des Vorderlappens. Ungewöhnlich große, mehr oder weniger degenerierte basophile Zellen bei allgemeiner Verarmung epithelialer Zellen sahen andere. Manchmal waren die basophilen Zellen vermehrt, manchmal die eosinophilen. Insgesamt also kein einheitliches richtungweisendes Bild. Im einzelnen können die Befunde in der Zusammenstellung am Ende des endokrinologischen Teils der Arbeit nachgesehen werden. Dort finden sich auch pathologisch-anatomische Befunde, die an den übergeordneten Zentren erhoben werden konnten.

Zusammenfassung der endokrinologischen Untersuchungen

Obwohl die typischen Krankheitsbilder der Über- oder Unterfunktion endokriner Organe nicht vorliegen, weisen klinische, pathologisch-anatomische und

Pathologisch-anatomische Befunde bei myotonischer Dystrophie

Autor	Geschl. Alter	Keimdrüsen	Nebennieren	Schilddrüse	Andere endokrine Drüsen	Hypophyse	Bemerkungen
HITZENBERGER (1920)	m.	Hoden verkleinert. Keimepithel stark atrophiert, Zwischengewebe erhalten		Normaler Befund	Bauchspeicheldrüse normal		
ADIE und GREENFIELD (1923)	m.		Abnorme fleckige Verteilung der Lipoide in der Rinde. Mark ohne Befund			Zahlreiche kolloidgefüllte Follikel im Vorderlappen. Kein sicher pathologischer Befund	
WEIL und KESCHNER (1927)	m.	Hoden atrophiert. Epithel der Hodenkanälchen stark atrophisch, nur eine Zelllage. Leydigzellen erheblich vermehrt	Klein, untergewichtig. Getrübtes Aussehen mit ungeordneter Struktur. Mark ohne Befund	Kolloidstruma, extrem große Follikel		Erheblich vergrößerte Follikel des Vorderlappens	Schwere Zelldegeneration von Tuberkernen und Hypothal. Tbc-Meningitis. Spongioblast. im Temp.-lappen
GUILLAIN, BERTRAND und ROUQUES (1932)	m.	Hoden normal	In der Rinde erbsgroßes Adenom, aus typischen Rindenzellen bestehend. Sonst Normalbefund			Zahlreiche kleine Kolloidcysten im Mittellappen, kein sicher pathologischer Befund	Atypischer Fall ohne Katarakt und Muskeldegeneration
KESCHNER und DAVIDSON (1933)	m.	Völlige Aspermatogenese. Leydigzellen zum großen Teil normal erhalten	Die reticuläre und besonders die fasciculäre Schicht stark fibrös und degeneriert. Teile dieser Schichten sind durch eine gefäßlose rötliche Substanz ersetzt	Erweiterte Follikel mit flachem Epithel. Vermehrtes, zum Teil hyalines Stroma. Lymphocyteninfiltrate	Epithelkörperchen: Zentrale Fibrose und zahlreiche große Vacuolen in den Drüsen	Vorderlappen verarmt an epithelialen Zellen. Zunahme von Bindegewebe. Basophile Zellen ungewöhnlich groß, mehr oder weniger degeneriert, Kern randständig. Einzelne Haufen von Eosinophilen in der Mitte der Alveolen. Großer frontaler Bezirk aus zellfreiem Bindegewebe	Mäßige retrograde(?) Zellveränderungen im N. paravent. und supraoptic.

(Fortsetzung)

Autor	Geschl. Alter	Keimdrüsen	Nebennieren	Schilddrüse	Andere endokrine Drüsen	Hypophyse	Bemerkungen
BIELSCHOWSKY, MAAS und OSTERTAG (1933)	m.	Hochgradige Atrophie des Keimepithels. Degeneration der Samenkanälchen bis zu hyalinisierten Strängen. Interstitielles Gewebe erhalten	Sehr kleine Drüsen mit schmaler und sehr lipoidarmer Rinde. Fettdurchwachsung besonders der glomerulären Zone	Kolloidstruma von Faustgröße. Erheblich erweiterte Follikel mit großer Cyste	Verstarb an akuter Pankreasnekrose (frische und ältere Herde). Epithelkörperchen: beginnende Sklerose	Sehr kleine Hypophyse, Vermehrung von mehr oder weniger granulierten eosinophilen Zellen mit kleinen Kernen. Einzelne hypertrophierte Hauptzellen	Deutliche Zellveränderungen im N. basalis (Meynert. Gangl.) und Nucleus supraopticus
BENDA und BIXBY (1947)	m. 31	Hyalinose von etwa 90% des Gewebes, jedoch wenige Inseln mit normaler Spermatogenese erhalten. Degeneration der Leydigzellen um hyalinisierte Tubuli. Bei den Inseln mit normaler Spermatogenese auch eine Anzahl normaler Leydigzellen	Dünn, weich, hypoplastisch. Rinde im ganzen schmal, ohne normale Struktur. Unregelmäßig verstreute Degenerationsareale zwischen normalen Stellen. Lipoide fehlen. Zona fasciculata und glomerulosa schwerer geschädigt als Reticularis. Mark hyperämisch, zum Teil fibrotisch	Große Kolloidstruma mit erheblich vergrößerten Follikeln, gestautem Kolloid, flachen atrophischen Randepithelien. Gewicht 75 g	Thymuspersistenz mit fettiger Infiltration; zum Teil normales Gewebe	Basophilie mit vermehrter basophiler Infiltration des HHL. Besondere Proliferation der Basophilen am HHL-Rand. Crookesche Veränderungen der Basophilen. Eosinophilen vermindert, aber gut erhalten. Kolloidstauung in großen Cysten im Mittellappen. Degeneration des Hinterlappens	
BENDA und BIXBY (1947)	m. 44	Weit fortgeschrittene Gonadenatrophie, alle Tubuli hyalinisiert, alle Leydigzellen bindegewebig ersetzt	Siehe vorhergehenden Fall	Siehe vorhergehenden Fall. Gewicht: 37 g	Pankreasfettnekrose. Thymus wie vorhergehender Fall	Siehe vorhergehenden Fall	
	w.	Nicht untersucht	Siehe vorhergehenden Fall	Siehe vorhergehenden Fall	Thymus wie vorhergehender Fall	Kleine chromophobe Tumoren im Vorderlappen.	

(Fortsetzung)

Autor	Geschl. Alter	Keimdrüsen	Nebennieren	Schilddrüse	Andere endokrine Drüsen	Hypophyse	Bemerkungen
BLACK und RAVIN (1947)	m. 44	Kleine weiche Testes, vorwiegend Tubuli mit Spermatogenese, daneben auch stärker atrophische Tubuli. Zunahme der interstitiellen Zellen	Rinde auf die Hälfte reduziert. Fasciculäre Zone stellenweise fast fehlend, auch Reticularis kaum dargestellt. Mangel an Lipoiden. Zellen grob vacuolisiert. Glomerulasschicht uneben, atrophisch, mit Zonen zellulärer Hypertrophie, Hyperchromie, Basophilie. Kleine dunkle Zellen herrschen vor	„Senile Atrophie", fibröses Stroma vermehrt, flache, relativ verminderte Acini	Parathyreoidea: Normal, zum Teil Hauptzellen durch Fettgewebe ersetzt. Kleine Cysten, mit Eosinophilen gefüllt. Pankreas ohne Befund	Abnahme der Parenchymzellen im HVL. Basophile Zellen herrschen vor, eosinophile sehr selten. Hinterlappen: Weniger kompakt als gewöhnlich. Zwischen den Fasern granuliertes Material	ZNS: Ohne Befund. Sympathische Ganglien: Ohne Befund
BLACK und RAVIN (1947)	m. 44		Normal, außer corticalem Adenom			Normal	ZNS: ohne Befund. Durch Unfall verstorben
	m. 63	Klein, sehr weich, völlig atrophisch. Keine Vermehrung der interstitiellen Zellen	Rindenatrophie mit fleckiger Hyperplasie. In Zona glomerulosa und fasciculata irreguläre Lipoidspeicherungen	Teilweise atrophisch	Parathyreoidea: Teilweise atrophisch. Vollständige Involution des Thymus	Blutüberfüllt, an Parenchymzellen verarmt. Alle Zelltypen in normaler Verteilung. Zahlreiche kolloidgefüllte Acini. HHL: Normal.	Prostata: Klein, weich. ZNS: Ohne Befund
	m. 56	Klein, weich, völlig atrophisch	Rinden blasser, dünner als normal, zellarm. Besonders in Zona glomerulosa und fasciculata Flecken lipoidhaltiger Zellen. Reticularis breit aber locker, viel braunes Pigment	Große Kolloidcysten. Niedrigkubisches Epithel offensichtlich inaktiv		HVL: Klein, fibrös. Parenchymzellen vermindert. Starke Abnahme der Acidophilen	
	m. 59	Klein, vollständige Atrophie; keine Spermatogenese, wenig Tubuli	Dickenabnahme der Fasciculata. Gut abgegrenzte Lipoidinseln, insgesamt geringere Veränderungen				

Autor	Geschl. Alter	Keimdrüsen	Nebennieren	Schilddrüse	Andere endokrine Drüsen	Hypophyse	Bemerkungen
THOMASEN (1948)	m. 51	Hoden leicht atrophisch. Atrophie des Keimepithels, aber stellenweise noch Spermiogenese erhalten. Hodenkanälchen zum Teil hyalin obliteriert. Keine Hyperplasie der interstitiellen Zellen	Makroskopisch normal. Mikroskopisch Kapselverdickung. Fibröse Vermehrung des Stromas in Mark und Rinde. Mehrere kleine Adenome in der Rinde, die von dicker Bindegewebskapsel umgeben sind. Struktur der glomerulären Zone zerstört. Lipoide nur noch in der äußersten Schicht	Erheblich verbreitete Follikel ohne Randvakuolisation. Flaches Epithel mit spongiösem Cytoplasma. Stroma nicht vermehrt	Leichte Fibrose der Langerhansschen Inseln. Epithelkörperchen normal	Keine Parenchymatrophie, allgemeine mäßige Fibrose, blutreiche Sinus, zahlreiche kleine und große Cysten. Normales Verhältnis der Zellformen. Zahlreiche Zellveränderungen mit Variationen der Kerngröße, Chromatinverdichtung, Granulationen und Vacuolisierung. Keine groben Veränderungen	
	m. 48	Hoden mäßig atrophisch weich. Keimepithel verschieden stark atrophiert. Hodenkanälchen zum Teil hyalin obliteriert. Deutliche Vermehrung des fibrösen Stromes. Spermiogenese nirgends erhalten	Verkleinert, Rinde verschmälert. Kapselverdickung und Fibrose des Stromas in Rinde und Mark. Lipoide nur in der äußersten Schicht. Struktur nur in der Zona reticularis und in den pigmentierten Teilen der Fasciculata erhalten, in der Glomerulosa zerstört	Vorwiegend dilatierte Kolloidfollikel ohne Randvacuolen, auch kleinere Vesikel, Zellanhäufungen von kubischem Epithel mit spongiösem Cytoplasma. Stroma vermehrt	Epithelkörperchen normal, zahlreiche Follikel. Einige große Vacuolen	Mäßige allgemeine Fibrose, zahlreiche mit flachem Epithel ausgekleidete Cysten und Follikel. Zellveränderungen wie oben	
	m. 36	Schwere Hodenatrophie; fast kein Epithel, nur noch hyalinisierte Züge. Stellenweise dicker hyaliner Ring der Tunica propria, der kleines Lumen mit schmalem Epithelnest umgibt. Kleinere und größere Ansammlungen interstitieller Zellen. Vermehrung des fibrösen Stromas	Verkleinert, Rinde verschmälert. Fibrose des Stromas, Kapselverdickung. Struktur der rechten Drüse ganz zerstört. Links fasciculäre Struktur erhalten, mit kleinen Nestern dunkler schmaler Zellen durchsetzt. Vereinzelte Zellgruppen enthalten noch Lipoide	Vorwiegend kleine Follikel, zahlreiche Haufen hoch kubischer epithelialer Zellen. Viele sezernierende Zellen (ausgelaufen). Stroma vermehrt aus festem BG mit deutlicher Hyalinose und leichten Lymphocyteninfiltrationen		Keine Fibrose, keine Atrophie, aber Zellveränderungen wie oben	

(Fortsetzung)

Autor	Geschl. Alter	Keimdrüsen	Nebennieren	Schilddrüse	Andere endokrine Drüsen	Hypophyse	Bemerkungen
SINNIGE und HARTOG (1950)	m.	Atrophie der Samenkanälchen	Viele kleine Rindenadenome	Atrophie des Follikelepithels	Thymuspersistenz	Nicht untersucht	Schwere Zelldegeneration in Tuber cinereum und Hypothal. und um den Aquädukt, nach Poliomyelitis im Kindesalter
NADLER, STEIGER, TRONCELLETI und DURANT (1950)	m. 36	Atrophierte und hyalinisierte Kanälchen mit völliger Aspermatogenesis. Leydigzellen stellenweise vermehrt, an anderen Stellen verschwunden. Dort Wucherungen epithelialer Gänge	Lipoidarme Rinde mit weitgestellten arteriosklerotisch veränderten Gefäßen	Kleine Schilddrüse	Leicht hyalinisierte Langerhanssche Inseln. Nebenschilddrüsen normal	Normaler Befund	Gynäkomastie
HARTOG (1951)	m. 44	Völlig hyalinisierte Samenkanälchen; Zunahme des interstitiellen Gewebes	Nicht verändert			Erhebliche Zunahme der Basophilen und Abnahme der Eosinophilen. Etwa $^1/_3$ des VL von großer Cyste mit rötlichem Inhalt eingenommen. Überall verstreut kleine Cysten	Tuber cinereum und Hypothal. zeigen leichte retrograde Zellveränderungen. Sonst ohne Befund
WOHLFAHRT (1951)	m. 45	Atrophierter Hoden, deutliche Zunahme der interstitiellen Zellen	Kleine braune Drüsen, arm an Lipoiden, durchsetzt von Fettgewebe	Normaler Befund	Thymus normal	Kleine braune Hypophyse	Lebercirrhose

(Fortsetzung)

Autor	Geschl. Alter	Keimdrüsen	Nebennieren	Schilddrüse	Andere endokrine Drüsen	Hypophyse	Bemerkungen
MERTENS und NOWAKOWSKI (1954)	w. 49	Kleine para-ovariale Cysten rechts, zahlreiche Corpora fibrosa, keine reifen Follikel. Uterus: Hochgradige Atrophie der Muskelfasern und des Endometriums mit spärlichen, zum Teil cystisch erweiterten Drüsen	Hochgradige Atrophie und kleinknotiger Umbau der Nebennierenrinde. Herdförmige knotige Rindenhyperplasie	Hochgradige Atrophie der Schilddrüse, insbesondere d. Parenchyms. In den durchweg kleinen Lichtungen der Follikel eingedicktes Kolloid	Pankreas: Kein besonderer Befund Mäßige Hyperplasie der Milz	Hochgradige diffuse Fibrose des Interstitiums bei weitgehendem Schwund des endokrinen Parenchyms. An zahlreichen Stellen Epitheloidknötchen mit lymphocytärer Randzone und zentraler Nekrose. Tuberkulose	Infundibulum und Tuber cinereum fast ohne Befund. Braune Induration rechte Lunge, zum Teil Rundzelleninfiltration. Braune Atrophie der Läppchenzentren der Leber
Roos, B.	m. 39	Beidseits verkleinerte Hoden. Tubuli contorti ausgedehnt hyalin, zum Teil total obliteriert. An anderen Stellen erhaltene Lumina. Basalmembran der Tubuli beiderseits stark verdickt. Leydigsche Zwischenzellen meist zu vergrößerten Herden dicht zusammengelagert. Spermatogenese erheblich gestört	Rinde etwas verschmälert mit erhaltener Dreischichtung. Zona glomerulosa verschmälert. Zellen meist lipoidarm. Zona fasciculata zum Teil verschmälert. Daneben Herde knotiger Hyperplasie. Zona reticularis normal	Schilddrüse vergrößert. Kolloid reichlich, sehr dick und eosinophil, ohne Vacuolen. Eher flache Epithelzellen	Epithelkörperchen: Zahlreiche oxyphile Zellen mit pyknotischem Kern. Pankreas strukturell unauffällig	Vorderlappen etwas verkleinert. Keine signifikante Verschiebung in der Verteilung der Zellarten. Vermehrung der Vesiculären kaum angedeutet	Massive Lungenembolie als Todesursache, wohl ausgehend von Thrombosen der linken Vena femoralis und des Plexus prostaticus

4*

Laboruntersuchungen darauf hin, daß bei der myotonischen Dystrophie an endokrinen Organen Störungen vorhanden sind. Eine ursächliche Bedeutung für die myotonische Dystrophie kann man jedoch diesen nicht beimessen. Am eindrucksvollsten sind die Veränderungen am Hoden, die fast immer im Sinne eines primären Hypogonadismus aufzufassen sind. Auch die Störungen an der Nebennierenrinde oder der ihre Funktionen beeinflussenden Regelvorgänge sind beachtenswert, aber nicht einwandfrei zu charakterisieren. Euthyreoide Strumen finden sich ebenfalls häufig.

Auf den Seiten 40 bis 45 sind die pathologisch-anatomischen Befunde an den endokrinen Organen bei myotonischer Dystrophie aufgeführt, wie sie MERTENS und NOWAKOWSKI [*163*] aus der Literatur zusammengestellt haben. Ergänzt wurden die Befunde durch die von ROOS [*186*] 1957 mitgeteilten.

III. Stoffwechseluntersuchungen bei myotonischer Dystrophie

Da die Beurteilung der Stoffwechselabläufe für die Diagnose der Störungen an endokrinen Organen eine bedeutende Rolle spielt, wurden entsprechende Untersuchungen auch bei der myotonischen Dystrophie häufig durchgeführt. Auf die diesbezüglichen Ergebnisse der Literatur und auf einen Teil unserer eigenen Befunde braucht hier nicht mehr eingegangen zu werden, weil sie in den entsprechenden Abschnitten der Arbeit vorgelegt wurden. Hier soll nur ergänzt werden, was dort nicht eingeordnet werden konnte oder brauchte.

1. Der Kreatin-Kreatinin-Stoffwechsel

Frühzeitig wurde in Anbetracht der muskulären Symptome – der größte Teil des gesamten Kreatins findet sich im Herz- und Skelettmuskel – dem Kreatin- und Kreatininhaushalt Beachtung geschenkt. Ihm wird ja bei der progressiven Muskeldystrophie große Bedeutung beigemessen, und oft mußte er als Kriterium für therapeutische Erfolge herhalten. Auch bei anderen Erkrankungen (z. B. bei Infektionskrankheiten, Thyreotoxikose, Carcinomatose, Herzmuskelinsuffizienz) kann Kreatin im Urin pathologisch erhöht sein. Rückschlüsse dürfen deshalb nur mit äußerster Kritik gezogen werden. Kreatinin wird normalerweise immer im Urin gefunden. Kreatin ist bei Kindern physiologischerweise im Urin vorhanden und kann auch bei gesunden Frauen in mäßiger Menge zeitweise oder auch dauernd dort nachgewiesen werden. Bei männlichen Erwachsenen jedoch ist normalerweise kein Kreatin im Harn zu finden.

Das folgende Schema (nach LEUTHARDT) stellt die verschiedenen Phasen des Kreatinstoffwechsels dar:

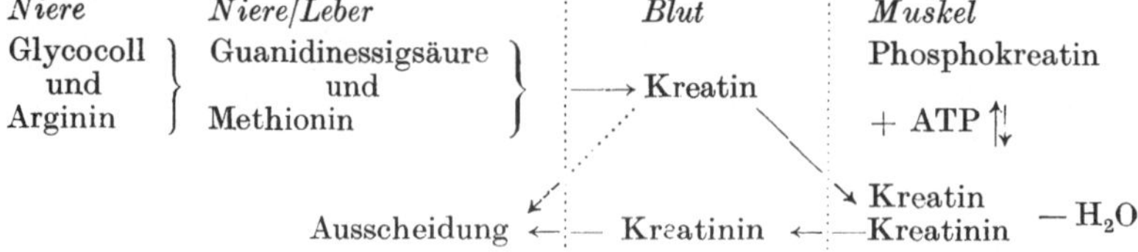

Der Muskel ist in der Lage, aus dem Blut das Kreatin aufzunehmen und zu fixieren. Bei Belastung mit Kreatin erscheint nur wenig im Urin, da der Muskel den größten Teil an sich reißt. Dieses Verhalten wird zur Prüfung der Intaktheit dieser Muskelfunktion verwertet (Kreatintoleranztest).

Bei der myotonischen Dystrophie stellten THOMASEN [220], SLAUCK [208], BÜRGER [34], KOLB und Mitarbeiter [124], MILHORAT und WOLFF [165], LINDSLEY und CURNEN [148], FRANCESCHETTI und MACH [70] und ZIERLER und Mitarbeiter [240] nur selten und dann unbeständig und nur mäßige Mengen Kreatin im Urin fest. MORGULIS und YOUNG [170] dagegen fanden eine pathologische Kreatinurie. Die Anwendung des Kreatintoleranztests brachte keine verwertbaren Ergebnisse [124, 165, 170]. Wichtig scheint außerdem, darauf hinzuweisen, daß auch bei der Myotonia congenita niemals pathologische Kreatinurie nachgewiesen wurde [182, 187].

Dieses im ganzen äußerst dürftige Ergebnis ist in Anbetracht des dystrophischen Zustandes der Muskulatur auffällig, da die Menge Kreatin die gespeichert werden kann, durch die Muskelmasse bestimmt wird. Wir haben uns deshalb schon vor Jahren überlegt, ob nicht die Bildung von Kreatin bei Patienten mit myotonischer Dystrophie gestört ist, und haben deshalb die zur Bildung notwendigen Substanzen (s. Schema nach LEUTHARDT) zugeführt. Es ließ sich dabei aber kein eindrucksvoller therapeutischer Erfolg erzielen.

Wir brauchen unsere Ergebnisse nicht im einzelnen aufzuführen, denn sie decken sich mit der Mehrzahl der Berichte aus der Literatur. Bei den untersuchten Männern konnten wir keine Kreatinausscheidung feststellen, bei einem Teil unserer untersuchten Patientinnen an einzelnen Tagen nur geringe Kreatinurie.

2. Die Adenosinphosphate

Keine der heute zur Diskussion stehenden Theorien der Muskelkontraktion und Muskelerschlaffung als zusammengehöriger Vorgang kommt ohne Berücksichtigung der energiereichen Phosphate – besonders des Adenosintriphosphates (ATP) und des Adenosindiphosphates (ADP) – aus. Sie sind als eine sehr wichtige Energiequelle des Organismus anzusehen und haben so eine wesentliche Funktion bei vielen Stoffwechselprozessen. Nach der Theorie von H. H. WEBER [227] ist ATP nicht nur Energiequelle, sondern in der Muskulatur selbst der Stoff, der kontrahierend wirkt. Auch wenn man diese Funktion des ATP nicht in Betracht zieht und in ihm nur die im Organismus vorkommende Energiequelle sieht, könnte es gut möglich sein, daß eine Störung in diesem System pathogenetisch für die Entstehung der myotonischen Dystrophie relevant wäre. So wäre auch eine Einwirkung dieses Störungsfaktors auf die Erythrocyten und dadurch auf die Konzentration von ATP, ADP und AMP im Blut denkbar.

Das Ergebnis der von uns durchgeführten Untersuchungen zeigte kein ganz einheitliches Bild. Bei zwei der zehn untersuchten Patienten fanden wir ATP-Werte von über 30 mg% (36,2 bei dem Patienten D. W. und 37,1 bzw. 14 Tage später 31,3 mg% bei dem Patienten Z. F.). Diese Werte sind nach der Literatur wohl als leicht erhöht anzusehen. Als Norm wird hier ein ATP-Gehalt zwischen 6,2 mg% und 27 mg% ATP angesehen [27]. Wir fanden jedoch auch bei Gesunden Werte um 30 mg%, so daß, wenn man überhaupt eine Abweichung annehmen will, diese sicherlich nicht erheblich ist.

Der ADP-Gehalt des Blutes lag bei Patienten mit myotonischer Dystrophie zwischen 3,03 und 5,66 mg%. Bei 24 Gesunden betrugen die Werte 2,98 bis

4,5 mg%. Mit einer Ausnahme sind somit auch die ADP-Werte unserer Patienten im Bereich der von uns untersuchten Gesunden.

Die AMP-Bestimmung ergab bei myotonischen Dystrophikern Werte zwischen 0,76 und 1,25 mg%. Sie fielen ebenfalls in die von uns gefundene Spanne der Normalwerte von 0,725 bis 1,28 mg%.

Die einzelnen Werte sind aus Tabelle 11 zu entnehmen, in der wir außerdem die Ergebnisse der Untersuchungen registriert haben, die wir gemeinsam mit Wörner bei myotonischer Dystrophie durchführten, um einen gewissen Einblick in den Intermediär-Stoffwechsel zu bekommen [135–137, 234]. Zur Erläuterung der Abkürzungen dient folgende Aufstellung:

ATP	=	Adenosintriphosphat
ADP	=	Adenosindiphosphat
AMP	=	Adenosinmonophosphat
MS	=	Milchsäure
BTS	=	Brenztraubensäure
KGS	=	Ketoglutarsäure
LDH	=	Laktatdehydrogenase
MDH	=	Malatdehydrogenase
SGOT	=	Serum–Glutaminat–Oxalacetat-Transaminase
SGPT	=	Serum–Glutaminat–Pyruvat-Transaminase

Auf die Bestimmungsmethoden soll hier nicht im einzelnen eingegangen werden. Sie sind den von der Firma Böhringer und Söhne GmbH Mannheim herausgebrachten Vorschriften zu entnehmen. Es sei nur soviel gesagt, daß alle Bestimmungen enzymatisch nach dem Prinzip des optischen Testes, den Warburg entwickelt hat, durchgeführt wurden.

3. Der Kohlenhydratstoffwechsel

Dieser fand schon Berücksichtigung bei der Besprechung der inneren Sekretion der Bauchspeicheldrüse, der Nebennierenrinde und der Hypophyse. Dabei ergab sich summarisch gesehen kein einheitliches Bild. Bei der Mehrzahl der Patienten fand sich keine verwertbare Abweichung von der Norm. Einige Patienten schieden Zucker im Urin aus und hatten eine Hyperglykämie. Die Zuckerbelastung nach Staub-Traugott verlief wie bei Diabetes. Bei einem weiteren Patienten waren Hypoglykämien aufgefallen. Gering erniedrigte Nüchternzuckerwerte und Insulin-empfindlichkeit neben flachen Blutzuckerkurven bei der Belastung nach Staub-Traugott wiesen bei anderen auf einen nicht ganz normal ablaufenden Kohlen-hydratstoffwechsel hin.

Da besonders für die Stoffwechselvorgänge im Muskel die Glykolyse eine wesentliche Rolle spielt, wurde durch Bestimmung der Endprodukte (Brenz-traubensäure und Milchsäure) versucht, einen Einblick in eine evtl. Störung zu bekommen. Wie Tabelle 11 zeigt, fanden wir bei unseren Untersuchungen die Brenztraubensäurekonzentration im Blut zwischen 0,41 und 1,25 mg%. Diese Werte stimmen – zwei Fälle ausgenommen – mit den von anderen Autoren [11, 184] angegebenen und auch von uns gefundenen Normalwerten überein. Auf-fallend war lediglich die BTS-Erhöhung bei der Patientin E. G. vom 13. 11. 1957 und bei Patient P. Sch. vom 25. 11. 1957. Bei diesen bestand am Tage der Unter-suchung eine Hyperglykämie, mit der wir die Erhöhung in Zusammenhang sehen. Die bei der myotonischen Dystrophie gefundenen Milchsäurekonzentrationen lagen zwischen 6,0 und 13,6 mg%. Sie zeigen somit keine Abweichung gegenüber unseren und den aus der Literatur bekannten Normalwerten [11, 91, 177]. Bei der

Tabelle 11. *ATP, ADP, AMP, MS, BTS, α-KGS, LDH, MDH, SGOT, SGPT und Aldolase bei 10 Patienten mit myotonischer Dystrophie*

Nr.	Name	Datum	ATP mg%	ADP mg%	AMP mg%	MS mg%	BTS mg%	α-KGS mg%	LDH E	MDH E	SGOT E	SGPT E	Aldolase E
1	D. W.	29. 10. 57				6,6	0,58	0,37					8,2
		31. 10. 57	36,2	4,46	0,91		0,47	0,40	1,47	9,5	20,8	11,9	8,2
2	G. E.	23. 9. 57	22,6	4,11	1,03	8,7	0,54	0,15	2,6		13,6		5,1
		13. 11. 57						0,21		13,2			
		16. 1. 58	14,8				1,25		1,72		24,2	18,5	
3	M. R.	6. 11. 57	16,0	4,5		8,9	0,51	0,29	2,3	11,3	20,0	13,2	10,3
		13. 11. 57	23,0	3,1	0,83								
		16. 12. 57	17,7	3,25	0,86	11,2	0,60			26,5	45,4	35,8	
		21. 1. 58							2,4	20,8	42,3	26,5	7,4
4	M. O.	10. 11. 57	26,0	3,16	0,83	6,4	0,68	0,20	1,66	17,0	17,0	8,3	—
		1. 12. 57	29,6	3,44	0,89	7,7	0,80		2,45	15,1	13,6	9,45	—
5	N. E.	7. 12. 57	27,2	3,54	1,22	6,0	0,53	0,20	2,8	28,3	22,0	30,2	4,1
6	P. L.	6. 11. 57	21,8	5,66	0,99	10,8	0,82	0,20	1,84	13,2	25,0	6,8	13,7
7	Sch. K.	28. 8. 57	21,5			8,7	0,83	0,15					
		24. 9. 57	18,9	3,94	1,06								
		17. 1. 58	29,2	4,3	1,12				1,6	13,2	31,8	26,4	8,3
8	Sch. P.	25. 11. 57	20,6	3,7	1,04	12,0	1,02	0,14	2,76	18,9	11,9	6,44	6,3
		12. 12. 57	22,2	3,03	0,90	9,8	0,49	0,23	1,59	17,0	11,3	5,7	
		17. 12. 57	18,5	3,55	0,76	9,0	0,41	0,16	2,58	24,6	19,6	16,5	2,2
9	Z. F.	30. 11. 57	37,1	3,74	1,25	13,6	0,9		2,9	17,0	16,6	14,0	5,2
		13. 12. 57	31,3	4,11	0,99	12,3	0,56	0,19	2,14	18,9	15,9	8,0	
10	D. Wilh.	28. 1. 58	23,0	3,3	1,03	8,2	0,75	0,33			26,5	12,1	—

Laktatdehydrogenase liegen die Werte im gleichen Bereich der Ergebnisse bei unseren als Kontrolle untersuchten Gesunden. Die in der Literatur [5, 92] angegebenen Normalwerte liegen umgerechnet auf BÜCHER-Einheiten unter 6,5, unsere Werte bei Normalen und bei unseren Patienten zwischen 1,4 und 3,0. Diese Befunde zeigen, daß das Blut keine Veränderungen aufweist, aus denen auf eine gestörte Glykolyse geschlossen werden dürfte. Sie geben auch gleichzeitig einen gewissen Anhalt dafür, daß im Citronensäurezyklus keine Störung vorliegt, die zu einer mangelhaften Verwertung der Brenztraubensäure führt.

Auch für die α-Ketoglutarsäure, die noch einen weiteren Einblick in den Citronensäurezyklus gestattet, haben wir Konzentrationen gefunden, die bis auf zwei Ausnahmen (Patient Nr. 1 und 10 der Tabelle 11) unseren und den in der Literatur angegebenen [11, 184, 203] Normalwerten entsprechen. Die α-Ketoglutarsäuremenge betrug bei dem Patienten Nr. 1 0,37 mg% bzw. bei einer Kontrolluntersuchung 0,40 mg% und bei Patient Nr. 10 0,33 mg%. Dabei ist erwähnenswert, daß es sich bei diesen beiden Patienten um Mutter und Sohn handelt. Beim Sohn bestehen praktisch immer erniedrigte Blutzuckerwerte und eine Neigung zu hypoglykämischen Zuständen. Auch bei der Mutter lagen die Nüchternblutzuckerwerte, wenn auch meist nicht so ausgeprägt, immer unterhalb der Norm. Hypoglykämische Zustände traten bei ihr nicht auf. Die der übrigen Patienten lagen zwischen 0,15 und 0,29 mg%. Ob die bei unseren beiden Fällen festgestellte Erhöhung durch Stauung infolge einer Störung im nachfolgenden Reaktionsgeschehen des Citronensäurezyklus bewirkt wird oder durch vermehrte Transaminierung zustande kommt, läßt sich mit den bisherigen Untersuchungen nicht sicher entscheiden.

4. Der Fettstoffwechsel

Der Fettstoffwechsel interessiert bei der myotonischen Dystrophie besonders deshalb, weil die Meinung weitverbreitet ist, daß diese Patienten eine mangelhafte Ausbildung ihres Fettgewebes zeigen. Zu dieser Annahme kam es besonders durch die Tatsache, daß im Gesicht Fettpolster weitgehend fehlen. Außerdem ist zweifellos eine große Zahl dieser Kranken ausgesprochen mager. Andererseits gibt es besonders unter den Frauen nicht wenige, die ein gut ausgebildetes Fettgewebe haben. Meist nehmen auch männliche Patienten vom mittleren Alter ab oft zu, obwohl die Dystrophie der Muskulatur weiter fortschreitet. Es handelt sich bei dieser Gewichtszunahme nicht um eine Wasserretention bei Herzinsuffizienz, an die man bei der nicht seltenen Beteiligung des Herzmuskels denken könnte, sondern um Zunahme des Fettes. So läßt sich bei Berücksichtigung einer biologischen Beurteilung der Fettsucht, wie sie BAHNER in seinem Handbuchartikel bringt, vermuten, daß eine gröbere Störung der Fettavidität in der Peripherie bei den meisten Kranken nicht vorliegt. Sie lagern in den Perioden, in denen normalerweise Fett leichter gespeichert wird, auch Fett an.

Außerdem trachteten wir durch Bestimmung von Körperwasser und Körperfett weiteren Einblick in die Problematik zu bekommen. Wir haben daher bei 10 Patienten (6 Männer und 4 Frauen) mit myotonischer Dystrophie den Wassergehalt bestimmt und hieraus den Fettgehalt errechnet (Tab. 12). Die Bestimmung des Körperwassers erfolgte nach der Methode von BRODIE und Mitarbeitern [29, 211]. Nach dieser Methode wurde bei normaler Hydratation ein Gesamtkörperwassergehalt von 71,8% + 3% der fettfreien Körpermasse gefunden [15]. Bei der Bestimmung des Körperfettes wird die Tatsache verwendet, daß Fett und Wasser nicht mischbar sind, d.h. der relative Anteil des Körperwassers an der Gesamtkörpermasse um so kleiner ist, je mehr Fett vorhanden ist. Die von uns erzielten Werte (Tab. 12) lassen sich in drei Gruppen einteilen. Eine Gruppe (Pat. 1–3) hat sehr niedrigen Fett- und hohen Wassergehalt, eine zweite Gruppe (Pat. 4–6) zeigt normalen Fett- und Wassergehalt und eine dritte Gruppe besteht aus den vier Frauen mit vermehrtem Fettgehalt.

Tabelle 12. *Absoluter und prozentualer Fettgehalt und Wassergehalt bei 10 Patienten mit myotonischer Dystrophie*

Name	Alter	Geschl.	Gewicht	Größe	Absoluter Fettgehalt	Fettgehalt %	Wassergehalt		Differenz zur Norm nach BROCA	
							absol.	%	absolut	%
Sch. P.	48	m.	50,4	170	0,2	0,4	36,0	71,6	− 19,6	− 27,2
L. P.	42	m.	68,8	178	3,0	4,37	47,4	68,8	− 9,2	− 11,8
D. W.	25	m.	59,6	170	2,8	4,7	40,8	68,5	− 10,4	− 14,9
M. O.	42	m.	72,7	181	9,1	12,5	45,6	62,8	− 8,3	− 10,2
H. G.	27	m.	75,2	177	11,2	14,8	45,9	60,9	− 1,8	− 2,3
Sch. K.	50	m.	69,2	171	11,3	16,3	41,6	60,1	− 1,8	− 2,5
G. E.	47	w.	81,5	166	23,3	28,6	41,7	51,3	+ 15,5	+ 23,5
St. A.	55	w.	61,3	151	20,9	34,1	28,9	47,2	+ 10,5	+ 20,6
M. R.	57	w.	56,2	149	19,2	34,3	26,5	47,2	+ 7,2	+ 14,2
N. E.	31	w.	67,5	161	25,5	37,8	30,1	44,6	+ 6,5	+ 10,7

Nach KEYS und BROZEK [116] hat ein 25 Jahre alter, 70 kg schwerer Mann ungefähr 14% Fett. Mit zunehmendem Alter nimmt der Fettgehalt zu. Ebenso ist bei Frauen ein vermehrter Fettgehalt zu finden. Die Norm liegt hier zwischen 20 und 30% Fett. Die bei den vier Frauen von uns erzielten Werte können somit als mäßig erhöht betrachtet werden. Diesen Werten haftet sicherlich eine gewisse Ungenauigkeit an. Sie ist einmal durch die Methode selbst gegeben, zum anderen verloren nach KEYS und BROZEK [116] Personen mit einem Fettgehalt unter 10% nur ungefähr 40–50% Fett bei Gewichtsverlusten, wobei das extrazelluläre Wasser sogar noch leicht zunahm. Im Gegensatz hierzu ist bei Gewichtsabnahme normaler Personen die Verminderung einer Mischung, die aus Fett (ungefähr 62–65%), extrazellulärer Flüssigkeit und aus Protoplasma besteht, festzustellen. Dennoch können die von den Patienten 1–3 erzielten Fettwerte als deutlich vermindert gegenüber der Norm angesehen werden. Die Hautfaltenmessungen stimmen mit diesem Ergebnis überein. Sie geben in unserem Fall ein viel besseres Bild als ein Vergleich des Fettgehaltes mit dem Sollgewicht, da bei diesem die Muskelmasse, d.h. bei unseren Patienten mit myotonischer Dystrophie, die Abnahme der

Muskelmasse nicht genügend berücksichtigt werden kann. Es muß jedoch in Betracht gezogen werden, daß evtl. durch die Muskeldystrophie die intrazelluläre Flüssigkeitsmenge, die ungefähr 50% der fettfreien Körpermasse ausmacht und hauptsächlich an die Muskulatur gebunden ist, Schwankungen aufweist. Eine gröbere Störung im Elektrolythaushalt konnten wir nicht finden, so daß eine hierdurch bedingte Abweichung der Wassermenge recht unwahrscheinlich ist.

Mit diesen Befunden kann gezeigt werden, daß eine mangelhafte Ausbildung des Fettgewebes bei unseren Patienten mit myotonischer Dystrophie meist nicht vorhanden ist. Ob alle intermediär ablaufenden Vorgänge des Fettstoffwechsels aber ungestört vonstatten gehen, bleibt offen.

5. Eiweißstoffwechsel

Dem Eiweißstoffwechsel wurde bisher bei der myotonischen Dystrophie fast keine Beachtung geschenkt. Wir haben elektrophoretisch die einzelnen Fraktionen des Serumeiweißes untersucht, weil uns die Frage interessierte, ob ein vermehrter Eiweißabbau vorliegt. Die Tab. 13 zeigt unsere Ergebnisse. Auffällig sind lediglich bei einem Teil der Patienten eine Verminderung der γ-Globuline und eine geringe Erhöhung der β-Globuline bei meist normalem Gesamteiweiß. Zu gleichen Ergebnissen kamen unabhängig von uns LÖWENTHAL und VAN SANDE [150, 151] und ZINNEMANN und ROTSTEIN [241]. Die oft verminderte γ-Globulinfraktion läßt daran denken, daß eine Störung der Bildung von γ-Globulin die vermehrte Infektanfälligkeit erklären könnte. Dagegen sprach jedoch, daß bei Patienten, bei denen wir den Ablauf von Infekten beobachten konnten, γ-Globulin-Vermehrung auftrat. ZINNEMANN und ROTSTEIN sind dieser Frage ebenfalls nachgegangen und haben durch Immunisierungsversuche geprüft, ob die Produktion der γ-Globuline bei einigen Patienten mit myotonischer Dystrophie gestört sei. Auch sie fanden, daß die γ-Globuline unter der Immunisierung zunahmen. Ihre Befunde sprechen also ebenfalls gegen eine Störung der Bildung von γ-Globulinen. In weiteren Untersuchungen konnten sie durch Markierung von Human-γ-Globulin mit J 131 feststellen, daß der Umsatz dieser Globulinkomponente von der Norm abweicht. Im Vergleich zu 6 gesunden Kontrollpersonen war die Umsatzrate der γ-Globuline bei den Patienten mit myotonischer Dystrophie deutlich erhöht. Bei den Albuminen hingegen konnte – mit gleicher Methodik untersucht – kein wesentlicher Unterschied gefunden werden. Ob eine vermehrte Einschleusung von Aminosäuren in den Citronensäurezyklus Ursache dieser vermehrten Umsatzrate ist, wodurch die vereinzelt gering erhöhte α-Ketoglutarsäure neben anderen schon erwähnten Deutungsmöglichkeiten ebenfalls erklärt werden könnte, muß vorerst offenbleiben. Es fehlen bisher entsprechende Untersuchungen dieser Stoffwechselgrößen im erkrankten Muskel selbst. Die Bestimmung der SGOT und der SGPT (s. Tab. 11) stützten diese Annahme nicht. Bekanntlich katalysieren diese Transaminasen den Austausch der NH_2-Gruppe einer Aminosäure gegen den doppelt gebundenen Sauerstoff einer Ketosäure. Hach WROBLEWSKI und LA DUE [237] ist besonders der Skelettmuskel neben dem Myocard und der Leber reich an GOT. Sie wurde bei Myopathien untersucht und erhöht gefunden [55, 56 u.a.]. DUBACH [56] und MYERSON und Mitarbeiter [172] sahen bei zwei bzw. einem Patienten mit myotonischer Dystrophie gering erhöhte Werte. Unsere Werte sind aus

Tabelle 13. *Elektrophoretisch gewonnene Serumeiweißfraktionen bei 14 Patienten mit myotonischer Dystrophie*

Name Alter	Ges.-E. in g%	Albumine g%	rel.%	α_1 g%	rel.%	α_2 g%	rel.%	β g%	rel.%	γ g%	rel.%
H. A.	7,1	3,9	55,1	0,3	4,3	0,8	11,4	1,0	14,5	1,1	14,7
38	6,7	4,4	63,0	0,2	3,7	0,5	7,9	0,9	14,1	0,7	11,3
R. E.	7,4	4,2	57,4	0,4	5,9	0,7	9,0	1,3	16,7	0,8	11,0
19	7,3	4,0	54,9	0,4	5,4	1,0	13,7	1,0	13,7	0,9	12,3
	6,7	4,7	70,6	0,3	4,0	0,45	6,7	0,67	10,0	0,58	8,7
Sch. K.	7,4	3,8	53,1	0,5	6,4	0,7	9,1	1,0	13,0	1,4	18,4
48	7,7	4,3	57,6	0,6	5,8	0,6	8,0	0,9	11,4	1,3	17,2
	7,5	4,8	64,5	0,2	2,4	0,5	6,2	0,8	10,3	1,2	16,6
	6,5	3,82	58,9	0,51	7,8	0,62	9,5	0,85	13,0	0,7	10,8
	7,9	3,56	45,0	0,47	6,0	0,82	10,4	1,25	15,8	1,80	22,8
	6,3	3,53	56,0	0,28	4,4	0,44	7,0	0,86	13,7	1,19	18
E. R.	7,3	4,0	54,9	0,4	5,4	0,9	12,3	0,9	12,3	1,1	15,1
53											
D. W.	6,6	3,62	54,8	0,33	5,0	0,76	11,5	0,87	13,3	1,02	15,4
22	6,0	3,32	55,3	0,42	7,0	0,67	11,2	0,69	11,5	0,90	15,0
	5,0	3,37	67,5	0,24	4,8	0,37	7,4	0,49	9,8	0,53	10,5
W. H.	6,6	3,53	53,5	0,39	5,9	0,67	10,2	0,93	14,1	1,08	16,3
29											
H. G.	7,0	3,84	55,0	0,42	6,0	0,67	9,5	1,04	14,8	1,03	14,7
25											
Sch. H.	7,2	3,27	45,5	0,37	5,1	0,45	6,2	1,15	16,0	1,96	27,2
52											
L. P.	5,7	3,6	63,1	0,4	7,2	0,5	8,7	0,6	10,5	0,6	10,5
35											
A. H.	7,0	4,3	61,5	0,3	4,3	0,6	8,6	1,0	14,3	0,8	11,4
29	6,2	3,12	50,4	0,29	4,7	0,61	9,8	0,83	13,4	1,35	21,7
A. R.	7,2	4,3	59,8	0,3	4,1	0,6	8,3	1,1	15,3	0,9	12,5
24											
St. A.	6,5	2,96	45,5	0,44	6,8	0,87	13,4	0,96	14,8	1,27	19,5
55	6,9	3,28	47,5	0,48	7,0	0,76	11,0	0,98	14,2	1,40	20,3
N. E.	6,9	3,35	48,5	0,45	6,5	1,01	14,6	0,86	12,6	1,23	17,8
28	7,1	3,78	53,3	0,47	6,6	1,16	16,3	0,97	13,6	0,72	10,2
G. E.	7,8	4,50	57,7	0,38	4,9	0,55	7,0	1,02	13,1	1,35	17,3
44	6,7	2,67	40,0	0,39	5,8	0,73	10,9	1,04	15,5	1,87	27,8
Normal-	6,5	4	55	0,2	3	0,6	5	0,8	8	1,2	12
werte	bis	bis	bis	bis	bis	bis	bis	bis	bis	bis	bis
	7,5	4,5	65	0,5	5	0,8	9	1,2	12	1,6	18

Tabelle 11 zu ersehen. Sie bewegen sich bis auf eine Ausnahme (M. R.) im Normalbereich. Bei dieser Patientin konnten wir neben einem normalen Wert, bei zwei Untersuchungen gering erhöhte Werte messen. Da derartige Befunde bei der Aldolase, einem weiteren von uns im Serum bei myotonischer Dystrophie untersuchten Ferment, häufiger zu erheben waren, nehmen wir an, daß die Krankheit vielleicht in Schüben abläuft, wobei es zu einer erhöhten Membranpermeabilität für diese Fermente kommt [135, 136]. Dabei brauchte in der Muskelzelle allerdings keine veränderte Aktivität dieser Fermente vorzuliegen.

Es darf jedoch nicht vergessen werden, daß es außer den untersuchten noch weitere Transaminierungen gibt, wie wir aus den Arbeiten von FELDMANN und GUNSALUS [63] und CAMMARATA und COHEN [35] entnehmen können. Wir haben heute noch nicht genug Einblick in diese Vorgänge, um das zur Diskussion stehende Problem lösen zu können.

Fassen wir die wichtigsten Befunde dieses Kapitels noch einmal zusammen, so ergibt sich folgendes Bild:

Bei myotonischer Dystrophie besteht als herausragender Befund im Eiweißstoffwechsel häufig eine Verminderung der γ-Globuline. Sie ist nicht durch eine Störung der Bildung dieser Globulin-Komponente bedingt, sondern durch eine erhöhte Umsatzrate, wie durch Markierung mit J 131 festgestellt werden konnte.

IV. Cardiologische Untersuchungen bei myotonischer Dystrophie

GRIFFITH [79] war wohl der erste, der darauf aufmerksam machte, daß auch das Herz als muskuläres Organ in das Krankheitsgeschehen der myotonischen Dystrophie einbezogen sein könnte. Er berichtete 1911, daß ihm bei einem 48-jährigen Patienten mit myotonischer Dystrophie ein in seiner Frequenz wechselnder, aber immer sehr langsamer Puls (zwischen 36 und 50/min) aufgefallen war. Außerdem stellte er Extrasystolen fest. Später beobachteten noch viele Untersucher Veränderungen, die auf Störungen am Herzmuskel hinwiesen. Auf sie wird im einzelnen noch eingegangen. LONDRES [152] beschrieb einen Fall, der im anginösen Anfall starb. Es bestand aber autoptisch eine Endomyocarditis und Aortensklerose. COERS [41] berichtete, daß einer seiner Patienten an einer Herzinsuffizienz litt. KLINGLER und BRÜCKNER [120] publizierten zwei Fälle von myotonischer Dystrophie mit absoluter Arrhythmie und Kreislaufdekompensation ohne sonstigen Grund für die Herzerkrankung. FISCH und EVANS [65] verloren einen ihrer Patienten, bei dem ein Vorhofflattern bestand, durch ein akutes Herzversagen. Die histologische Untersuchung des Myocards ergab eine Atrophie, Größenunterschied der Muskelfasern mit Größen- und Formänderungen der Kerne und eine fibrinoide Degeneration des Myocards bei normalen Coronargefäßen. Ähnliche Befunde, aber ohne fibrinoide Degeneration sahen BLACK und RAVIN [23], FAGIN [60], BENDA und BIXBY [16]. SCHINDLER und FORSTER [198] bemerkten bei einem autoptisch untersuchten Fall eine Atrophie einzelner Faserbündel neben Fibrose und Lipomatose. Die Kerne waren zum Teil vergrößert und hypochromatisch. Sie nehmen auf Grund dieses Befundes eine Myocarddystrophie an. SPILLANE [213] beobachtete bei einem seiner Patienten mit myotonischer Dystrophie, der an einer akuten Herzdekompensation starb, keine richtungweisenden Veränderungen am Myocard. Auch SEGURA und LANARI [202] stellten makroskopisch und mikroskopisch keine Veränderungen am Herzmuskel fest. Über Palpitationen und Dyspnoe, die cardial gedeutet wurden, publizierten MONDON und PASQUET [168] und EVANS [59]. Über Abweichungen von der normalen Herzgröße berichten HARVIER und DECOURT [87], LONDRES [152], EVANS [59] und FISCH [64]. Die meisten Untersucher fanden aber normale Herzgröße.

Eigene Untersuchungen: Von unseren Patienten sind uns in keinem Fall Beschwerden angegeben worden, die auf eine Herzinsuffizienz hingewiesen hätten. Dekompensationszeichen, wie Oedeme, Lebervergrößerung, Einflußstauung u.a. fehlten. Die Pulsfrequenz wechselte stark von Untersuchung zu Untersuchung. Extrasystolen konnten bei zwei unserer Patienten in Ruhe nachgewiesen werden. Eine absolute Arrhythmie sahen wir nie. Die Röntgenuntersuchung ergab nur bei einer Patientin eine geringe Vergrößerung. Das Kymogramm war normal.

Auskultatorisch fiel uns aber schon bald auf, daß der erste Herzton über der Spitze bei der größeren Zahl unserer Patienten mit myotonischer Dystrophie leise, zum Teil überhaupt kaum zu hören war. Auf dieses Phänomen wird im Abschnitt über Kontraktionsstörungen noch näher eingegangen. Geräusche, denen eine Bedeutung beigemessen werden müßte, konnten wir in keinem Fall auskultieren. Vereinzelt gefundene systolische Geräusche waren als akzidentell zu deuten. Der Vollständigkeit halber seien noch die Blutdruckwerte erwähnt, die nie wesentlich erhöht, aber manchmal etwas unterhalb der Norm lagen (s. Tabelle 8). In der Literatur finden wir sie häufiger erniedrigt angegeben (WARING, RAVIN und WALKER [70], MAAS und ZONDEK [157], BROCK und KAY [28], DEUSCH [52], CHRISTENSEN [37], BERG [18], THIÉBAUT und PLURINAGE [219] unter vielen anderen).

1. Störungen der Herzschlagfolge im Bereich der nomotopen Automatie

Wie schon am Anfang dieses Kapitels erwähnt, war es die Bradycardie bei einem Patienten mit myotonischer Dystrophie die GRIFFITH [79] als ersten daran denken ließ, daß bei dieser Erkrankung auch der Herzmuskel mit im Spiele ist. Auch später fanden sich in fast allen Publikationen, die über eine größere Zahl von Patienten mit myotonischer Dystrophie berichten konnten, Fälle mit Bradycardie. Unter unseren Patienten konnten wir allerdings bei mehrfachen Kontrollen nur bei zweien eine konstante Bradycardie mäßigen Grades nachweisen. Legt man die Ruhewerte, die bei der Elektrocardiographie gewonnen wurden, zugrunde, dann sind es vier unter 26 Patienten, die eine mäßige Bradycardie haben (48–60). Bei diesen vier Patienten wurde jedoch nur je einmal ein Elektrocardiogramm geschrieben. Es kommt deshalb diesen Befunden keine große Bedeutung zu. Wir konnten also, wie die Tabelle 8 und die folgende Tabelle 14 in der Übersicht zeigen, Bradycardie nicht als häufiges Symptom finden. FISCH [64] sah bei 83 aus der Literatur zusammengestellten Fällen neunmal Bradycardie unter 50/min und bei weiteren vier Patienten Bradycardie unter 60/min. Konstante Tachycardie konnten wir in keinem Fall beobachten, aber beschleunigte Pulsfrequenz wurde bei einzelnen Patienten zwischendurch auch in Ruhe immer wieder einmal festgestellt. Diese Befunde lassen keine einwandfreien Rückschlüsse auf die Leistungsfähigkeit des Myocards zu. Die Patienten sind, durch ihre Krankheit bedingt, nicht „trainiert". Der Wechsel der Pulsfrequenz ist in unseren Fällen

Tabelle 14. *Ergebnisse der elektrocardiographischen Untersuchungen bei 26 Patienten mit myotonischer Dystrophie*

Name	Alter	Pulsfrequenz/min	nach Belast.	P–Q/sec	nach Belast.	QRS/sec	nach Belast.	Q–T/sec	nach Belast.	P/sec	nach Belast.	Sonstiges
A. J.	55	74	—	0,20	—	0,08	—	0,36	—	0,10	—	QRS in V 1–3 0,10″, plumpes S.
A. R.	21	68	—	0,17	—	0,05	—	0,32	—	0,08	—	
A. H.	29	48	—	0,19	—	0,08	—	0,38	—	—	—	
D. Wilh.	47	54	—	0,17	—	0,06	—	0,37	—	0,08	—	Flaches T in V 4 und 5
D. W.	18	60	—	0,22	—	0,09	—	0,40	—	0,09	—	
		52	—	0,20	—	0,08	—	0,40	—	0,09	—	
	21	52	62	0,20	0,18	0,09	0,09	0,42	0,36	0,10	0,10	
	22	84	—	0,22	—	0,09	—	0,38	—	0,10	—	
	24	46	70	0,22	0,18	0,09	0,09	0,43	0,34	0,10	0,10	QRS in Brustw. Abl. 0,10–0,11″
E. R.	52	88	—	0,22	—	0,06	—	0,36	—	0,08	—	
	54	72	—	0,20	—	0,06	—	0,35	—	0,09	—	
G. E.	45	66	—	0,18	—	0,08	—	0,44	—	0,08	—	Ventr. Extrasystem. Hochspan-
	46	70	—	0,20	—	0,09	—	0,40	—	0,09	—	nungs-EKG. Gesenkt. ST-Verl. in Abl. I und II. Bei der Kontrolle keine ES, sonst idem
H. G.	25	72	113	0,16	0,14	0,09	0,09	0,32	0,26	0,08 bis 0,10	0,08	Atypische Kammerkomplexe
	28	58	103	0,16	0,16	0,09	0,09	0,36	0,28	0,08	0,08	P-Wellen werden nach Belastung ausgeprägter, in Ruhe keine wechselnden P-Zeiten
Hau. E.	59	72	—	0,16	—	0,09	—	0,36	—	0,08	—	
H. A.	38	75	—	0,18	—	0,08	—	0,36	—	0,11	—	
L. P.	38	68	92	0,16	0,14	0,08	0,08	0,34	0,28	0,10	0,10	
M. R.	52	85	—	0,12	—	0,06	—	0,34	—	0,07 bis 0,09	—	
	57	95	88	0,12	0,12	0,06	0,06	0,32	0,32	0,08	0,08	
M. O.	42	90	106	0,18	0,18	0,08	0,10	0,34	0,28	0,08	0,08	Angedeutet intraventriculäre Leitungsstörung nach Belastung

												Bemerkungen
M. V.	14	83	150	0,18	0,18	0,11	0,11	0,34	0,26	0,10	0,10	QRS in V 1 W-förmig mit Einsetzen der örtlichen Negativität nach 0,05 bis 0,06″. QRS in V 2 bis auf 0,12″ verbreitert
N. E.	30	—	—	0,20	—	0,08	—	0,32	—	0,10	—	Fixgekoppelte supraventriculäre Extrasyst. im Sinne einer Bigeminie
N. E.	30	65	115	0,22	0,20	0,06	0,06	0,34	0,28	0,11	0,11	
P. L.	49	75	—	0,14	—	0,06	—	0,32	—	0,10	—	
R. E.	25	63	100	0,20	0,18	0,10 bis 0,11	0,10 bis 0,11	0,40	0,30	0,10	0,10	
R. G.	25	65	—	0,26	—	0,14	—	—	—	0,10	—	Linksschenkelblock
R. G.	26	56	—	0,25	—	0,14	—	—	—	0,10	—	Linksschenkelblock
Sch. P.	47	73	125	0,14	—	0,06	0,06	0,38	0,28	0,10	0,10	Das in Ruhe flache P wird nach Belastung überhöht und kehrt nach 6′ auf die Ausgangslage zurück
Sch. K.	45	64	—	0,16	—	0,08	—	0,38	—	0,09	—	T in V 5 und 6 relativ flach
Sch. K.	46	49	58	0,18	0,16	0,08	0,08	0,44	0,34	0,09	0,09	T in V 4–6 flach
Sch. K.	49	58	55	0,18	0,18	0,08	0,08	0,36	0,36	0,10	0,10	Idem
St. A.	55	104	—	0,18	—	0,08	—	0,32	—	0,08	—	Relativ flaches T in Abl. I und II, T III isoelektrisch. Geringe Senkung von ST in I. Abflachung der Endschwankung in V 5 und 6
St. A.	58	90	110	0,20	0,20	0,08	0,08	0,32	0,26	0,08	0,08	Siehe vorhergehende Zeile. Zunahme der Veränderung nach Belastung
W. A.	48	60	—	0,18	—	0,08	—	0,38	—	0,10	—	
W. H.	29	63	—	0,20	—	0,09	—	0,34	—	0,10	—	
Z. F.	20	47	75	im Stehen 0,16	0,18	0,08	0,08	0,36	0,32	im Stehen 0,08	0,08	Im Ruhe-EKG sind P-Wellen nicht erkennbar. Im Stehen und nach Belastung treten sie auf. Starke Rhythmusschwankung nach Belastung
Z. E.	44	60	84	0,16	0,14	0,08	0,08	0,38	0,32	0,08	0,08	
H. E.	57	65	—	0,18	—	0,09	—	0,38	—	0,10	—	Flache T-Wellen in allen Abl. Niederspannung
H. E.	57	73	—	0,21	—	0,09	—	0,38	—	0,11	—	Idem

wohl weitgehend nervös-reflektorisch bedingt, jedoch ist nicht durchsichtig, inwieweit nicht auch krankheitsspezifische Veränderungen an diesen Befunden beteiligt sind, besonders wenn man beachtet, daß eine ganze Anzahl dieser Kranken elektrocardiographische Befunde erkennen läßt, die auf Störungen auch am Herzmuskel hinweisen, wie aus den weiteren Ausführungen zu ersehen ist.

2. Störungen der Reizleitung

Die für P gemessenen Zeiten zwischen 0,07″ und 0,11″ bewegen sich im Bereich der Norm (Tab. 14). Auffällig ist, daß bei den meisten Patienten in Ruhe P flach ist (Abb. 17 und 18). Nach Belastung und im Steh-EKG bleibt es teilweise flach (Abb. 18), teilweise gewinnt es aber deutlich an Amplitude (Abb. 17). Man wird auch hier nur sagen können, daß mit der auffallenden Häufung flacher P-Wellen ein klinisch nicht bedeutsamer, aber vielleicht der Grundkrankheit zuzuordnender Befund erhoben ist, der sowohl nervös-reflektorisch als auch primär stoffwechsel-bedingt entstehen kann. Natürlich können auch beide Umstände gemeinsam wirksam sein. Ob wir einen Unterschied des Zustandekommens dieser flachen P-Zacken etwa in dem Sinne machen dürfen, daß eine Zunahme der Amplitude nach Belastung auf eine vorwiegend vegetative Veränderung hinweist, das Ausbleiben dieser Amplitudenzunahme auf ein primär an der Herzmuskelzelle ablaufendes Geschehen, ist sehr fraglich. Ein solches Vorgehen sollte für den speziellen Fall so lange unterbleiben, bis wir klare Vorstellungen darüber haben, wie die Grundkrankheit entsteht.

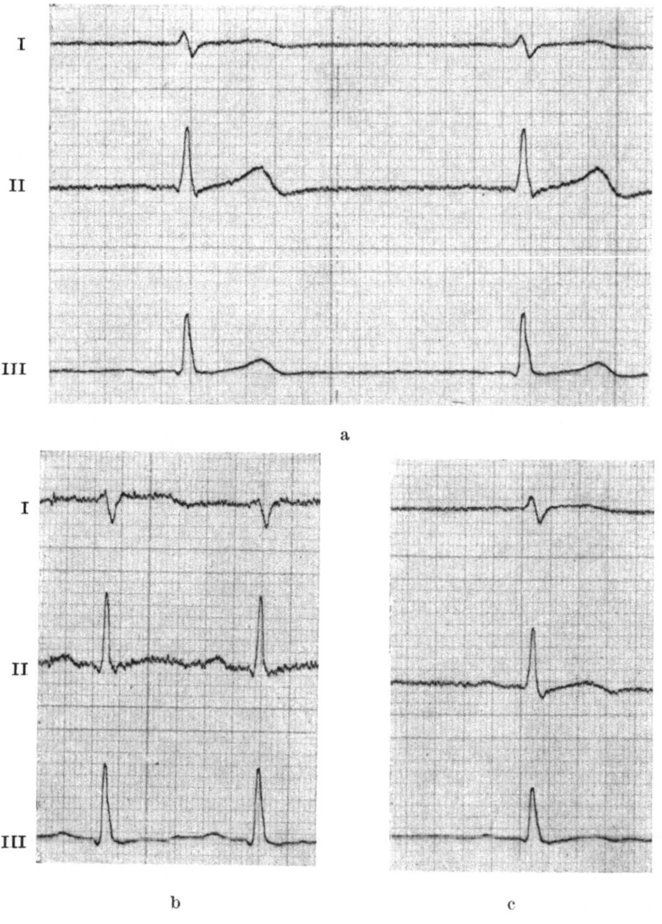

Abb. 17a–c. Flaches *P*, das sofort nach Belastung an Amplitude zunimmt
a) Ruhe-EKG;   b) sofort nach Belastung;   c) 3 min nach Belastung

Atrioventrikuläre Leitungsstörungen sind immer wieder beschrieben worden [*7, 59, 70, 87, 122, 157, 168* u.a.). FISCH [*64*] fand bei 85 Fällen aus der Literatur 41mal verlängerte Überleitungszeit angegeben. Bei unseren Kranken fand sich eine verlängerte Überleitungszeit (wenn wir 0,20″ als verlängert werten, wie es FISCH tat) in 10 von 26 Fällen (Tab. 14, Abb. 19, 21). Auch bei den meisten der übrigen Patienten lagen die gemessenen Werte an der oberen Grenze des Normbereiches. Eine verkürzte Überleitungszeit sahen wir nie. Nach Belastung verkürzte sie sich meist gering oder blieb unverändert. Eine Verlängerung trat dabei nicht auf (Tab. 14). Es handelt sich bei unseren Patienten immer um eine Leitungsverzögerung I. Grades ohne Systolenausfall(einfache Leitungsverzögerung).

Auch bei diesen Veränderungen ist nicht sicher zu entscheiden, wie sie entstehen. Daß sie nicht zufälliger Natur sind, sondern bei ihrer Häufung der Grundkrankheit zuzuordnen sind, ist wahrscheinlich. Es besteht auch kein Anlaß, sie als Folgen von Zweiterkrankungen (toxisch, infektiös, Gefäßerkrankungen usw.) aufzufassen. Stoffwechselstörungen, die die Funktionstüchtigkeit des Reizleitungssystems primär beeinträchtigen, und Einflüsse der vegetativen Regulation sind wohl im gleichen Umfange beteiligt. Daß wir an dieser Stelle des Leitungssystems auch bei unseren Kranken am häufigsten Veränderungen finden, liegt einfach daran, daß sie die

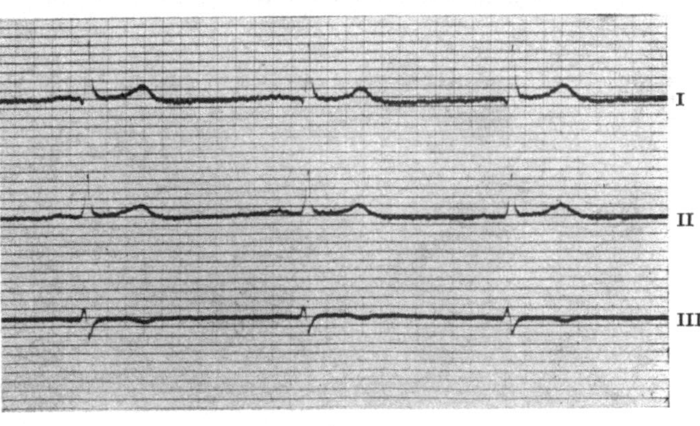

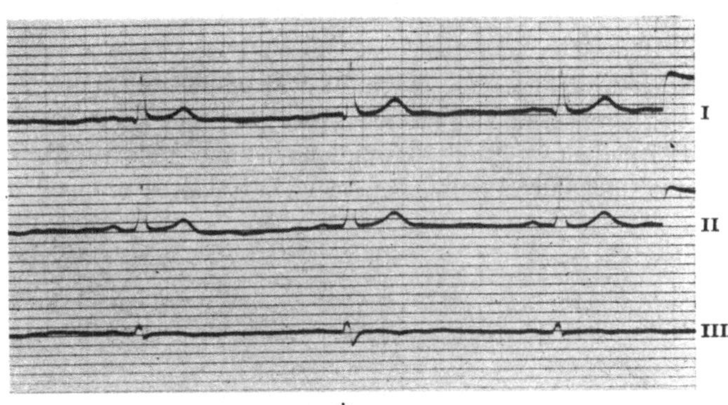

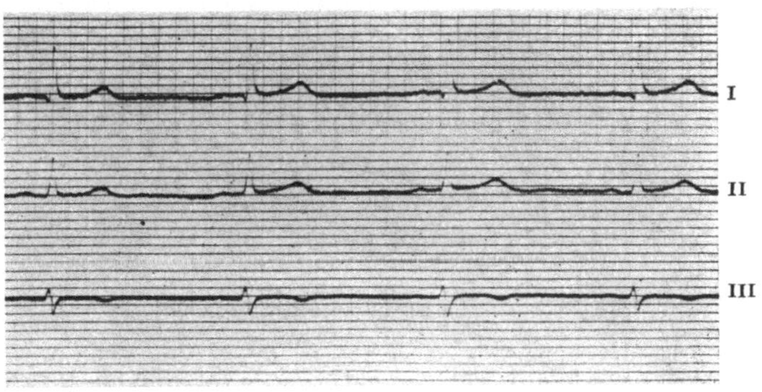

Abb. 18a—c. Flaches *P*, das sofort und 6 min nach Belastung nicht wesentlich an Amplitude zugenommen hat
a) Ruhe-EKG; b) sofort nach Belastung; c) 3 min nach Belastung

empfindlichste Gegend des ganzen Systems ist. – Intraventriculäre Leitungsstörungen sind ebenfalls nicht selten. FISCH [64] gibt an, daß unter seinen 85 aus der Literatur zusammengestellten Fällen 10 eine Verbreiterung von QRS erkennen ließen.

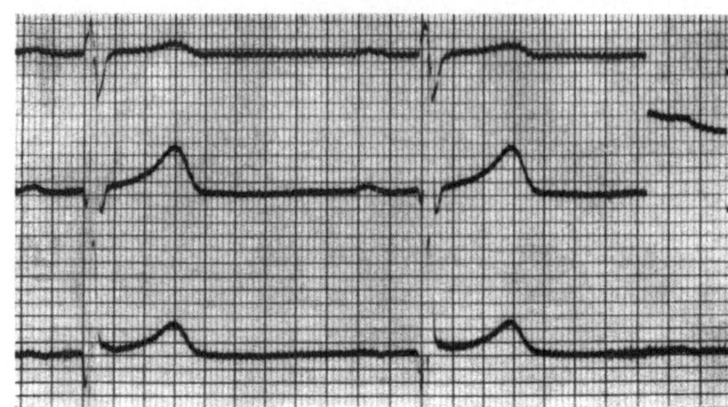

Abb. 19. Geringfügige Verlängerung der Überleitungszeit

kennen ließen. Bei allen 10 war gleichzeitig die Überleitungszeit verlängert. Unter unseren 26 Patienten hatten drei eine Verbreiterung von QRS über 0,10''. Bei sieben weiteren (einmal erst nach Belastung) wurde die Breite von QRS mit 0,09 oder 0,10'' gemessen (Tab. 14), was einen gewissen Verdacht auf eine

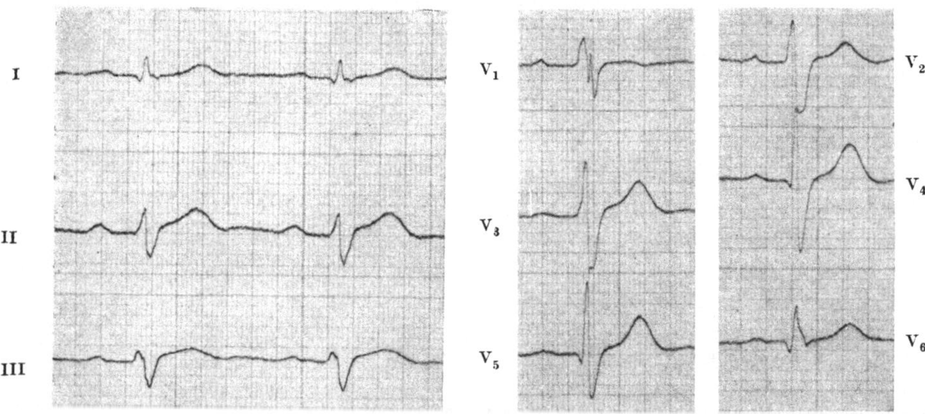

Abb. 20. Intraventriculäre Leitungsstörung (M. V. – 14 Jahre)

intraventriculäre Leitungsstörung aufkommen lassen kann. Dies darf als weiterer Beobachtungssplitter gewertet werden, daß bei myotonischer Dystrophie auch der Herzmuskel mit betroffen ist. In ihrer klinischen Bedeutung darf man die zum Teil geringfügigen Befunde aber nicht überschätzen. Die Zunahme einer intraventriculären Leitungsstörung bis zum ausgeprägten Blockbild sahen wir bei einem Patienten im dritten Lebensjahrzehnt (Abb. 21). KOCH und Mitarbeiter [122] berichten über ähnliche Befunde.

3. Störungen der Erregungsrückbildung

Sie sind nicht so häufig zu finden wie die Störungen der Reizleitung. Fünf unserer 26 Patienten weisen im ganzen unerhebliche Abweichungen vom Normalen auf. Auch nach der Literatur [64] sind Störungen der Erregungsrückbildung nur selten zu finden.

4. Kontraktionsstörungen

Angeregt wurden unsere eigenen Untersuchungen zu diesem Thema durch die Feststellung leiser erster Töne bei der Mehrzahl unserer Patienten. Wir wissen heute [76, 229, 230], daß aus der Intensität des I. Herztones unter bestimmten Umständen gewisse Rückschlüsse auf den Ablauf der Kontraktion des Herzmuskels gezogen werden können. Da die bis dahin vorliegenden Untersuchungen dieses Sachverhalts unseren Ansprüchen hinsichtlich ihrer Methodik fragwürdig erschienen, haben wir [134] mit erweiterter Untersuchungsmethodik die Verhältnisse an 20 Gesunden und unseren Patienten mit myotonischer Dystrophie geprüft.

Durch Simultanschreibung von Elektrokardiogramm (Ableitung I und II), Phonokardiogramm (Frequenz h_1, m_2, m_1 und t) und

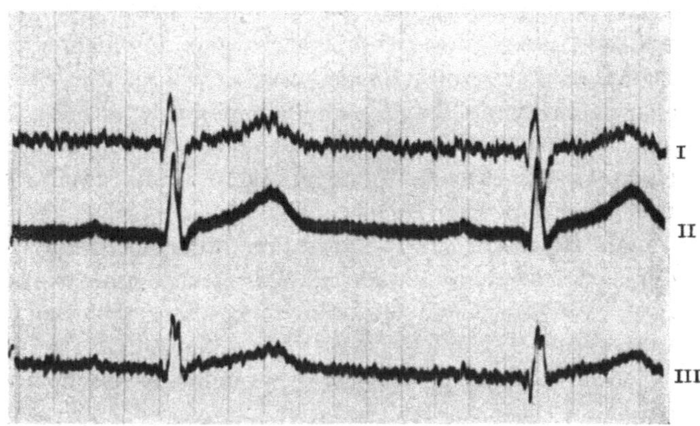

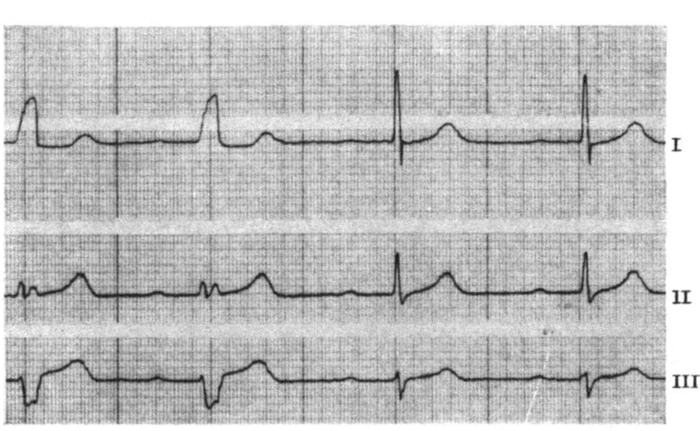

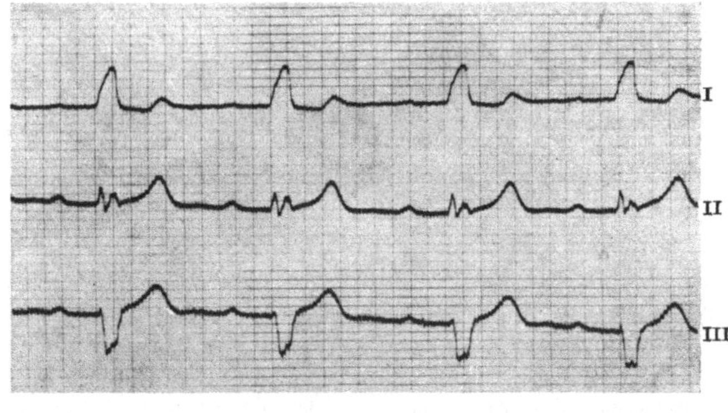

Abb. 21a—c. Entwicklung eines Linksschenkelblockes während der Beobachtungszeit. Deutlich verlängerte Überleitungszeit. — a) Ruhe-EKG im Jahr 1951; b) Ruhe-EKG im Jahre 1954; c) Ruhe-EKG im Jahre 1956

Carotispulskurve mit einer Registriergeschwindigkeit von 100 mm/sec konnten wir die Intensität der I. Herztöne in mehreren Frequenzbereichen messen und die Anspannungs- und Austreibungszeit nach BLUMBERGER [24] bestimmen. Die Anspannungszeit unterteilen wir nach HOLLDACK [104] in Umformungszeit und Druckanstiegszeit. Mit der Bestimmung von Umformungs- und Druckanstiegszeit und der Austreibungszeit haben wir eine Möglichkeit, die Systole zu unterteilen. Die Anspannungszeit (Normalwert etwa 0,09″) wird von Beginn der elektrischen Kammererregung bis zum Beginn des Steilanstieges der Carotispulskurve minus zentrale Pulswellenlaufzeit (etwa 0,03″) gemessen. Die Austreibungszeit (Normalwert etwa 0,28″) beginnt mit dem Steilanstieg der Carotispulskurve und reicht bis zur Inzisur.

Als Umformungszeit (Normalwert etwa 0,05–0,06″) gilt die Zeit vom Beginn der elektrischen Kammererregung bis zum Beginn des Hauptsegments des I. Tones. Anspannungszeit minus Umformungszeit ergibt die Druckanstiegszeit (Normalwert etwa 0,03″).

Zum besseren Verständnis sei noch ein Schema dieser Unterteilung aufgezeichnet (nach HOLLDACK [105]):

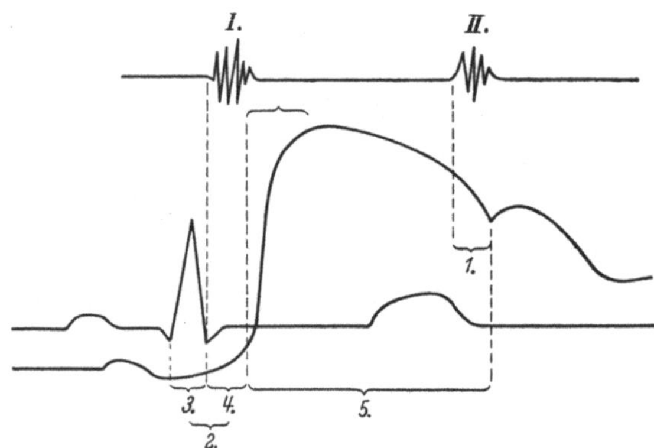

I. I. Ton
II. II. Ton

1. Zentrale Pulswellenlaufzeit = Verspätung der Carotispulskurve gegenüber den Vorgängen am Herzen
2. Beginn der elektrischen Kammererregung bis Pulskurvensteilanstieg minus Pulswellenlaufzeit = Anspannungszeit
3. Beginn der elektrischen Kammererregung bis Beginn des Hauptsegments des ersten Tones = Umformungszeit
4. Anspannungszeit minus Umformungszeit = Druckanstiegszeit
5. Pulskurvensteilanstieg bis Inzisur = Austreibungszeit

Durch die Bestimmung der Zeitwerte dieser einzelnen Herzaktionsphasen können wir einen Einblick in den Kontraktionsablauf gewinnen. Wir waren so nicht nur auf die Messung der Amplitude der I. Herztöne angewiesen, sondern hatten breitere und bessere Beurteilungsmöglichkeit zum Studium der Kontraktionsvorgänge bei der Systole. Es würde im Rahmen dieser Arbeit zu weit führen, hier die theoretischen Vorstellungen über die Entstehung des I. Herztones zu entwickeln. Wir verweisen deshalb auf die zusammenfassende Arbeit von

Tabelle 15. *Anspannungs-, Druckanstiegs-, Umformungs- und Austreibungszeit in sec bei 23 Patienten mit myotonischer Dystrophie*

Name	Alter	Datum der Untersuchung	Frequenz min	Anspannungszeit sec	Druckanstiegszeit sec	Umformungszeit sec	Austreibungszeit sec	QT-Zeit sec
D. Wer.	19	18. 1. 51	67	0,095	0,025	0,07	0,30	0,43
	19	7. 2. 51	74	0,09	0,025	0,065	0,29	0,40
	19	8. 6. 51	60	0,095	0,035	0,06	0,32	0,46
	22	11. 11. 54	66	0,10	nicht meßbar		0,277	0,41
	24	16. 4. 56	61	0,118	nicht meßbar		0,28	0,41
	25	6. 11. 57	62	0,115	0,06	0,05	0,28	0,42
D. Wil.	47	12. 2. 51	60	0,095	0,055	0,04	0,28	0,42
	52	19. 4. 56	58	0,095	0,045	0,05	0,295	0,42
	54	27. 1. 58	56	0,09	0,045	0,045	0,30	0,42
Sch. K.	45	27. 2. 52	86	0,07	0,03	0,04	0,25	0,30
	47	25. 5. 54	66	0,12	nicht meßbar		0,29	0,44
	49	16. 4. 56	50	0,12	0,055	0,065	0,28	0,45
	49	9. 7. 56	60	0,12	0,055	0,065	0,26	0,41
	50	24. 9. 57	56	0,125	0,065	0,06	0,26	0,44
Sch. H.	52	24. 4. 56	70	0,092	0,044	0,048	0,237	0,38
A. J.	55	2. 3. 54	68	0,10	0,04	0,06	0,28	0,39
A. H.	29	27. 4. 54	52	0,075	0,03	0,045	0,323	0,37
			64–70	0,08	0,02	0,06	0,23	0,33
				bis	bis		bis	bis
				0,09	0,03		0,25	0,35
W. A.	48	26. 1. 53	57	0,09	0,03	0,06	0,33	0,42
N. E.	28	15. 12. 54	86	0,073	nicht meßbar		0,255	0,32
			80	0,075	0,045	0,03	0,27	0,34
G. E.			58	0,10	0,02	0,08	0,26	0,45
	47	23. 9. 57	54	0,11	0,05	0,06	0,31	0,44
	48	22. 1. 58	63	0,105	0,035	0,07	0,28	0,42
Z. F.	20	22. 11. 57	62	0,09	0,045	0,045	0,27	0,38
	20	29. 11. 57	69	0,09	0,04	0,05	0,28	0,38
M. R.	56	26. 4. 56	75	0,083	0,038	0,045	0,248	0,35
	57	13. 11. 57	70	0,10	0,04	0,06	0,28	0,39
H. G.	25	28. 1. 55	80	0,095	0,043	0,052	0,26	0,34
	26	4. 5. 56	66	0,107	0,065	0,042	0,27	0,36
	27	29. 6. 57	66	0,11	0,07	0,04	0,28	0,37
St. A.	55	21. 2. 54	92	0,073	0,035	0,038	0,24	0,32
	57	13. 3. 56	80	0,083	0,015	0,068	0,258	0,35
	57	18. 4. 56	72	0,087	0,029	0,058	0,28	0,39

Tabelle 15 (Fortsetzung)

Name	Alter	Datum der Untersuchung	Frequenz min	Anspannungszeit sec	Druckanstiegszeit sec	Umformungszeit sec	Austreibungszeit sec	QT-Zeit sec
H. A.	38	14. 11. 52	65	0,10	nicht meßbar		0,28	0,36
E. R.	52	14. 10. 52	80	0,09	nicht meßbar		0,24	0,36
	52	26. 11. 52	70	0,10	nicht meßbar		0,26	0,37
	54	11. 3. 54	52	0,102	0,032	0,07	0,315	0,40
R. G.	24	30. 4. 55	72	0,082	nicht meßbar		0,273	0,40
R. E.	19	16. 11. 53	78	0,11	nicht meßbar		0,275	0,36
P. L.	49	6. 11. 57	60	0,13	0,05	0,08	0,34	0,35
M. O.	42	1. 12. 57	52	0,112	nicht meßbar		0,31	0,38
M. V.	14	15. 4. 57	65	0,10	0,045	0,055	0,28	0,36
L. P.	35	17. 11. 53	66	0,09	0,04	0,05	0,28	nicht meßbar
Sch. B.	49	27. 11. 57	80	0,09	0,03	0,06	0,25	0,36
Sch. P.	47	25. 11. 57	88	0,10	0,045	0,055	0,24	0,36

SCHÜTZ [*200*]. Hier sei nur soviel gesagt, daß wir in Anlehnung an W. R. HESS [*93*] uns die Entstehung des I. Tones durch die Schwingungen vorstellen, die beim plötzlichen Anlegen der gesamten Ventrikelwand um den inkompressiblen Inhalt

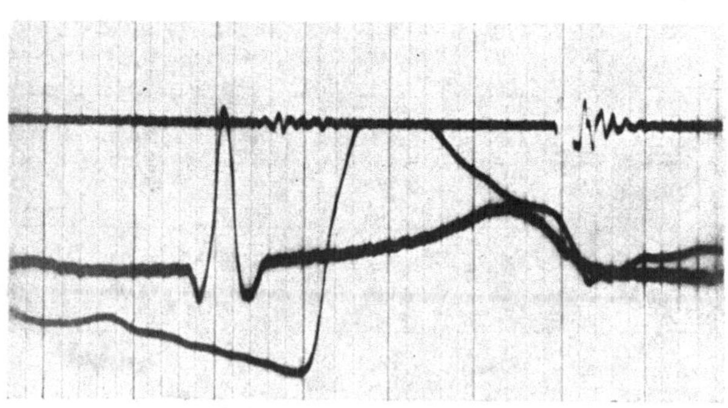

Abb. 22. HEGGLIN-Syndrom bei 25jährigem Patienten mit myotonischer Dystrophie (D. W.). Keine sonstigen Erkrankungen

auftreten. Es ist dann leicht vorstellbar, daß bei intakten Herzklappen der Kontraktionsablauf während der Anspannung für seine Intensität von Bedeutung ist.

Zur Kritik der für die einzelnen Herzaktionsphasen gemessenen Werte ist zu sagen, daß nur deutliche Abweichungen bei mehrfacher Kontrolle eine Aussage erlauben. Rückschlüsse aus der Amplitudenmessung des I. Tones sind hauptsächlich bei vergleichenden Untersuchungen unter gleichen apparatellen Voraussetzungen möglich, wie wir sie z. B. nach Gabe von Adrenalin und Noradrenalin durchführten.

Bei den Bezeichnungen für die einzelnen Frequenzbereiche handelt es sich um Nennfrequenzwerte. Sie liegen

um 35 Hz bei t
um 70 Hz bei m_1
um 140 Hz bei m_2
um 250 Hz bei h_1.

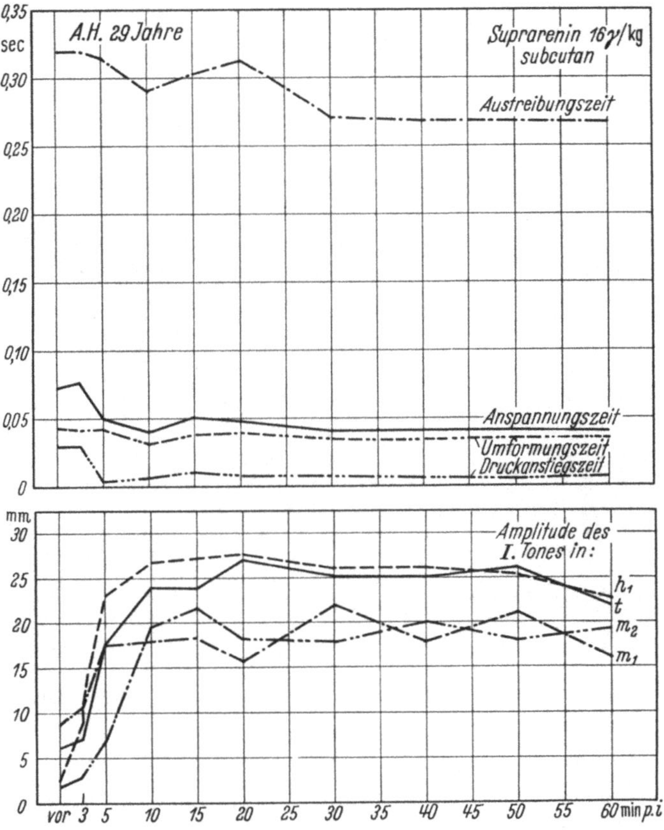

Abb. 23. Verkürzung der Austreibungszeit, Anspannungszeit und Druckanstiegszeit. Geringfügige Verkürzung der Umformungszeit. Erhebliche Zunahme der Amplitude des I. Tones, die recht bald nach Suprarenininjektion einsetzt und lange anhält. Untersuchungsverlauf wie bei Gesunden

In Tabelle 15 finden sich die Zeitwerte der einzelnen Aktionsphasen während der Systole. Da sie zum Teil frequenzabhängig sind, wurde diese mit aufgeführt. Die Messung von Q–T und Q–II. Ton erfolgte im Hinblick auf die Möglichkeit des Vorliegens eines HEGGLIN-Syndroms.

Bei Betrachtung dieser Ergebnisse fällt auf, daß häufiger geringfügige bis deutliche Verlängerungen der Anspannungszeit vorkommen, die teilweise, wie wir jahrelang beobachten, erst im Laufe der Erkrankung auftraten, auch wenn wir die Frequenzabhängigkeit berücksichtigen. Durch häufige Kontrollen über Jahre hinweg gewinnen die Befunde, deren Messung im einzelnen oft sehr schwierig ist, an Aussagewert.

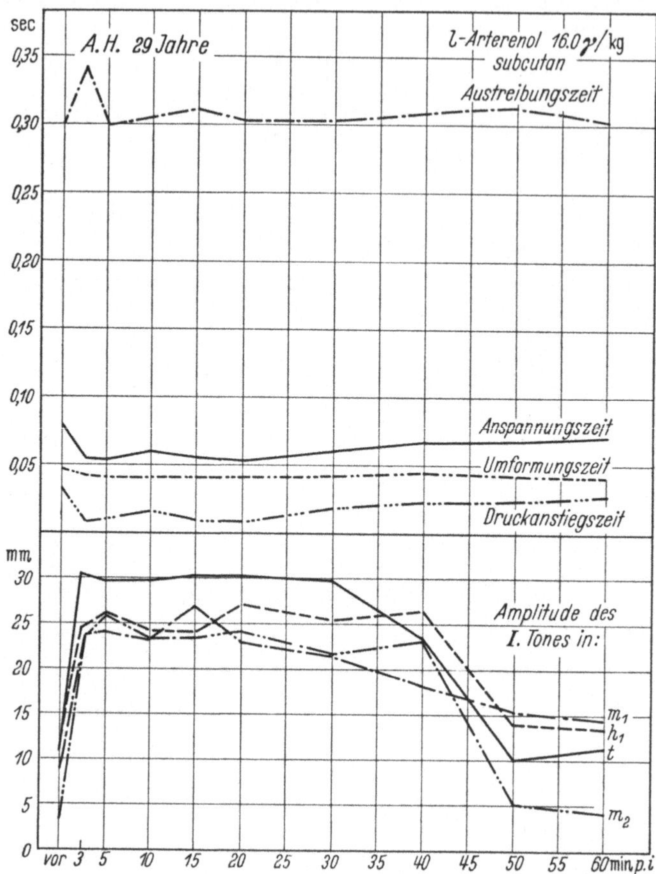

Abb. 24. Nach l-Arterenol deutliche Zunahme der Schwingungsamplitude des I. Tones in allen Frequenzbereichen, die sich im Gegensatz zum Suprarenin wesentlich früher wieder dem Ausgangswert nähert. Abspannungs- und Druckanstiegszeit werden kürzer, während die Umformungszeit praktisch unbeeinflußt bleibt. Geringfügige Verlängerung der Austreibungszeit

Es fragt sich nun, ob eine der beiden Teilphasen der Anspannung (Umformung oder Druckanstieg) bevorzugt für diese Verlängerung verantwortlich gemacht werden kann. Aus unseren Meßergebnissen für die Umformungs- und Druckanstiegszeit ergibt sich, daß meist eine Zunahme der Druckanstiegszeit, selten eine Zunahme beider Zeiten oder auch nur der Umformungszeit, vorhanden ist.

Die sehr frequenzabhängige Austreibungszeit läßt keine Abweichungen erkennen, die eine Interpretation erforderlich machen würden. Wir können aus der Beurteilung der einzelnen Herzaktionsphasen schließen, daß bei etwa 40–50% der

Kranken mit myotonischer Dystrophie eine Störung im Bereich der Anspannung während der Systole im Sinne einer Verlängerung zu finden ist, was wohl am ehesten für eine Verminderung der Kontraktionskraft spricht. Die Untersuchungen mit positiv inotrop wirkenden Pharmaka [*21, 134, 138, 191, 229, 230*], durch die

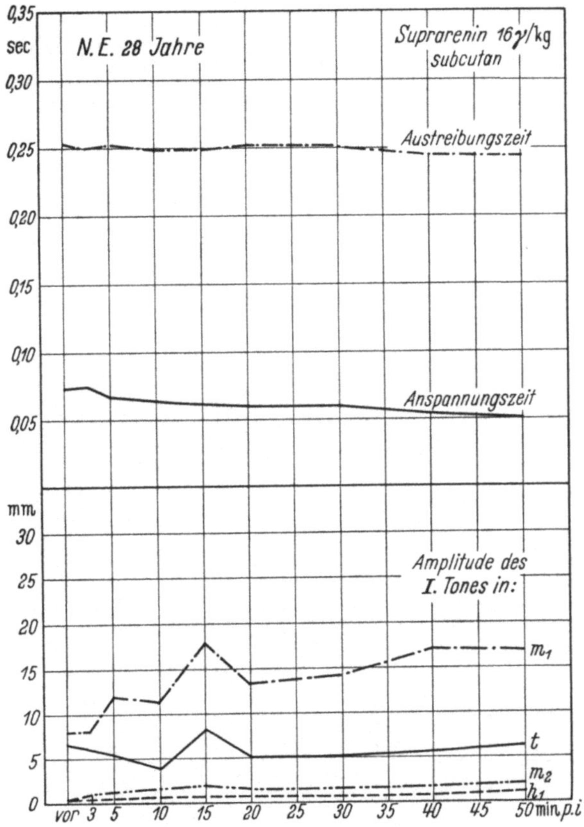

Abb. 25. Geringfügige Verkürzung der Austreibungs- und Anspannungszeit, mäßige Zunahme der Amplitude des I. Tones in m_1. In den übrigen Frequenzbereichen praktisch keine Amplitudenänderung des I. Tones

es in der Regel zu einer Verkürzung der Anspannungszeit kommt, stützen diese Annahme. Als Ursache kommt am ehesten ein gestörter Stoffwechsel in der Muskelzelle in Frage.

In den letzten Jahren hat HEGGLIN [*88*], der durch Arbeiten von GREMELS [*77, 78*] dazu angeregt wurde, über Befunde berichtet, die er mit der Simultanschreibung von Herzschall und Elektrokardiogramm bei Patienten mit schweren allgemeinen Stoffwechselstörungen erheben konnte. Er fand eine absolute Verlängerung von Q–T und ein vorzeitiges Einfallen des II. Tones. Dieser Befund wird durch eine stoffwechselbedingte Kontraktionsstörung hervorgerufen. Das Myocard kann den Ventrikeldruck nicht lange genug über den Aortendruck steigern, wodurch es zum vorzeitigen Abbruch der Systole kommt. Störungen im Kohlenhydrat- und im Mineralstoffwechsel wurden als Ursache angeschuldigt. MÜNCHINGER [*171*] fand durch Untersuchung der ATPase-Aktivität einen direkten Zusammenhang zwischen Auftreten des HEGGLIN-Syndroms und gestörtem ATP-

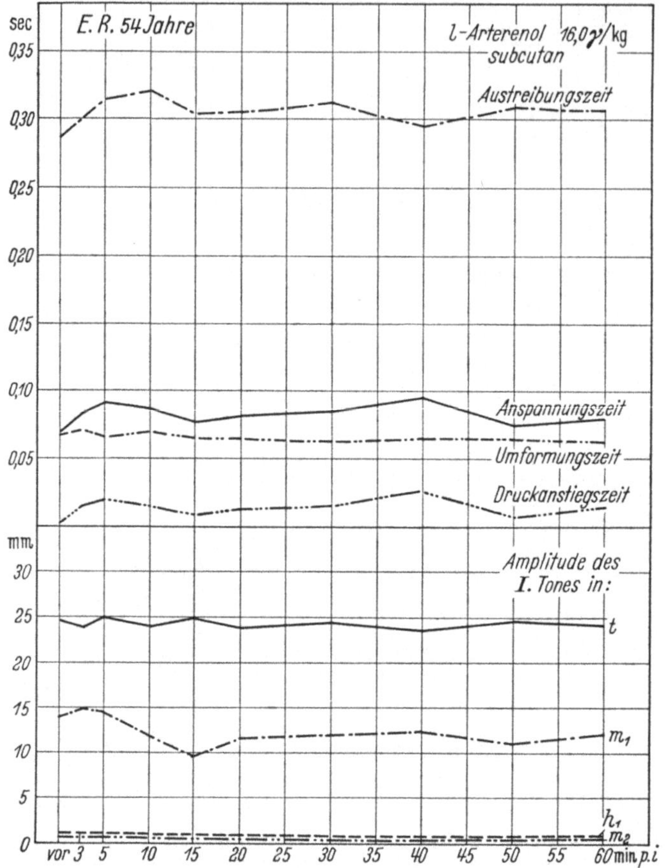

Abb. 26. Verlängerung der Austreibungs-, Anspannungs- und Druckanstiegszeit bei gleichbleibender Umformungszeit. Keine wesentliche Änderung der Amplitudenhöhe des I. Tones in allen Frequenzbereichen

Abbau. Wir sahen bei einem Patienten mit myotonischer Dystrophie ein eindeutiges HEGGLIN-Syndrom (Abb. 22). Es war jedoch nicht konstant reproduzierbar.

Wie kann man sich nun das Zustandekommen des leisen I. Tones bei der myotonischen Dystrophie vorstellen? Für Veränderungen an den Klappen finden sich keine Hinweise. Sie sind intakt und können nicht für das Entstehen des leisen I. Tones verantwortlich gemacht werden. Bekannt ist aber [*177* und dort weitere Literatur], daß die Intensität des I. Tones von der Länge der Überleitungszeit abhängig ist. Das gilt ungefähr für den Bereich von 0,18 bis 0,25 sec. Je länger die Überleitungszeit in diesem Bereich ist, um so geringer ist die Intensität des I. Tones. Über die Hälfte unserer Patienten zeigte solche verlängerte oder an der oberen Grenze der Norm liegende Zeitwerte für die atrioventriculäre Überleitung. *Ein* wesentlicher Faktor zur Erklärung der Abschwächung des I. Tones ist damit erfaßt.

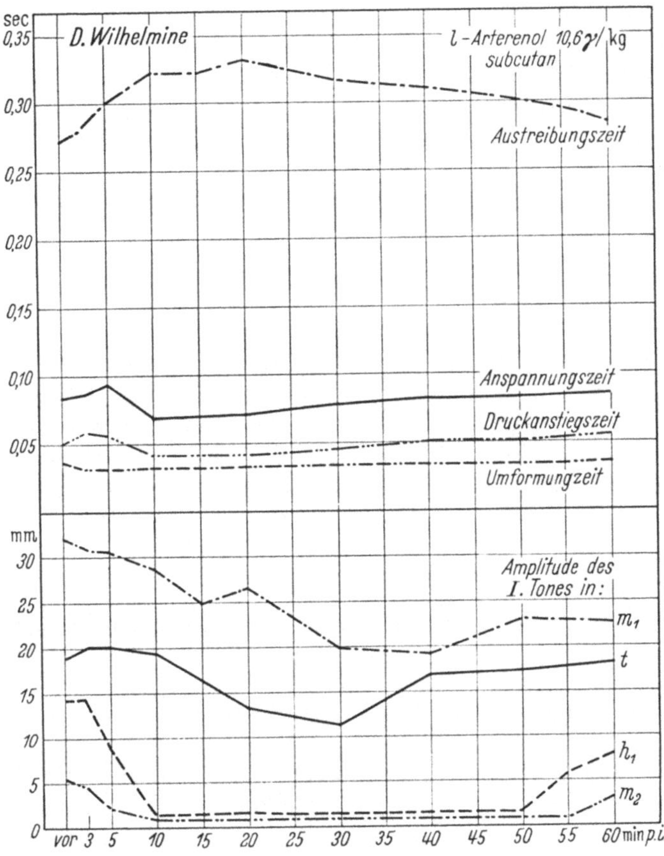

Abb. 27. Verkürzung der Anspannungszeit und Druckanstiegszeit bei gleichbleibender Umformungszeit. Abnahme der Amplitude des I. Tones in allen Frequenzen. Verlängerung der Austreibungszeit

Hinzu kommen die bei myotonischer Dystrophie häufigeren Störungen des Kontraktionsablaufes. Wir wissen aus unseren eigenen Untersuchungen an Gesunden [*134*], daß nach Adrenalin- und auch nach Noradrenalingabe immer die Amplitude des I. Tones in allen Frequenzbereichen zunimmt, ohne daß sich die Überleitungszeit wesentlich verkürzt. Wir erfassen also mit diesen Untersuchungen eine von der Überleitungszeit unabhängige weitere Komponente, die Einfluß auf die Intensität des I. Tones haben kann. Sie ist auch nicht allein durch die Änderung der Pulsfrequenz, durch die Blutdruckänderung und durch die Verkürzung der Druckanstiegszeit bedingt, sondern wohl ein eigenständiges, der Verkürzung der Druckanstiegszeit gleichwertiges Kriterium kräftiger Kontraktion des Herzmuskels. Unter gleichen Bedingungen haben wir die Untersuchungen bei unseren Patienten mit myotonischer Dystrophie durchgeführt und kamen bei einem Teil zu Ergebnissen wie bei Gesunden, woraus zu entnehmen ist, daß nicht bei allen Patienten derartige Kontraktionsstörungen vorhanden sind. Als Beispiel die beiden nachfolgenden graphischen Darstellungen (Abb. 23 und 24).

Bei weiteren unserer Patienten zeigte sich nur eine geringfügige Verkürzung der Anspannungszeit und mäßige Zunahme der Amplitude des I. Tones nach Adrenalin (Abb. 25).

Im Gegensatz zu Gesunden verlängerte sich bei dreien unserer Kranken die Anspannungs- und Druckanstiegszeit unter l-Arterenol, und die Amplitudenhöhe des I. Tones blieb praktisch gleich. Als Beispiel Abb. 26.

Bei zwei Patienten fand sich unter Noradrenalingabe eine Verkürzung der Anspannungszeit, wie sie normalerweise auftritt, aber gleichzeitig eine Abnahme der Amplitude des I. Tones (Abb. 27).

Eine befriedigende Deutung der unterschiedlichen Befunde, die wir nach Gabe von Suprarenin und l-Arterenol erhalten haben, ist vorerst nicht möglich. Sie sind aber unter Berücksichtigung des bisher Ausgeführten ein weiterer Hinweis, daß hier am Herzmuskel selbst der Krankheit zugehörige Störungen vorliegen könnten, auch wenn man die Beteiligung extracardialer Faktoren mit berücksichtigt. Welcher Art diese Störungen sind, ist noch nicht sicher zu sagen. Wir nehmen an, daß es die gleichen sind, die am Skelettmuskel zur Dystrophie führen. Unsere Vorstellung, wo und wie die hier in Frage kommenden Stoffwechselvorgänge gestört sind, wird beim Versuch einer Theorie erörtert.

5. Zusammenfassung der Ergebnisse unserer cardiologischen Untersuchungen

zu 1. Störungen der Herzschlagfolge im Bereich der nomotopen Automatie

Bei den einzelnen Patienten ist das wechselnde Verhalten der Frequenz bei mehrmaligen Untersuchungen wohl hauptsächlich nervös-reflektorisch bedingt, aber auch eine krankheitsspezifische Teilursache ist nicht mit Sicherheit auszuschließen.

zu 2. Störungen der Reizleitung

Die Überleitung vom Vorhof zur Kammer ist häufig verlängert oder an der oberen Grenze der Norm. Diese Leitungsverzögerung muß in Anbetracht ihrer Häufigkeit wohl als ein der Krankheit zugehöriges Symptom gewertet werden. Wir nehmen daher an, daß die gleichen Störungen, die zur Dystrophie am Skelettmuskel führen, sich auch am Herzmuskel abspielen müssen. Daß es am Herzmuskel nicht zur „myotonen Reaktion" kommt, liegt an der Automatie des Herzens. Diese verhindert, ebenso wie die wiederholte Kontraktion beim Skelettmuskel, das Aufkommen des myotonischen Zustands. Das Fehlen solcher Leitungsverzögerungen bei der Myotonia congenita stützt diese Annahme. *Intraventriculäre* Leitungsstörungen bis zur Blockbildung sind bei myotonischer Dystrophie wahrscheinlich ebenfalls durch die Grundkrankheit bedingt.

zu 3. Störungen der Erregungsrückbildung

sind nicht häufig und deshalb in ihrer Bedeutung fraglich. Wenn die bei unseren Patienten gefundenen wenigen Veränderungen dieser Art überhaupt zum Krankheitsbild gehören, sind sie vielleicht Ausdruck umschriebener Myocarddystrophien.

zu 4. Kontraktionsstörungen am Herzmuskel

sind bei einer größeren Zahl unserer Patienten festzustellen. Es darf deshalb angenommen werden, daß bei der myotonischen Dystrophie auch eine Schädigung der kontraktilen Elemente des Herzens häufig ist.

V. Versuch einer Theorie über die Entstehung der myotonischen Dystrophie

Seitdem die myotonische Dystrophie ihre Eigenständigkeit als Krankheitsbild gewonnen hat, sind Bemühungen im Gange, die Pathogenese des Leidens aufzuklären. Zu den Merkmalen, die zu ihrer Abtrennung vom Krankheitsbild der Myotonia congenita führten, gehören Veränderungen an den endokrinen Organen. So lag es nahe, Störungen eines dieser Organe oder das gestörte Zusammenspiel des endokrinen Systems für die Entstehung der myotonischen Dystrophie verantwortlich zu machen. Im endokrinologischen Teil dieser Arbeit haben wir uns mit den Befunden an diesen Organen beschäftigt und konnten zeigen, daß es keine Hinweise gibt, die es gerechtfertigt erscheinen lassen, die *Ursache* des Leidens in einer Erkrankung des endokrinen Systems zu suchen. Die erhobenen Befunde, die auf endokrine Störungen hinweisen, sind bei den einzelnen Patienten bis auf die Veränderungen an den Keimdrüsen und an der Nebennierenrinde so geringfügig und uneinheitlich, daß sie weder auf eine Ursache hinweisen noch zu den Kardinalsymptomen dieser Krankheit gerechnet werden sollten. Auch die Tatsache, daß bei keinem der klassischen endokrinen Über- und Unterfunktionsbilder das Krankheitsbild der myotonischen Dystrophie auftritt, spricht für die Annahme, daß hier die Ursache des Leidens nicht liegen kann.

Die neurogene Theorie beachtete von Anfang an zu sehr die myotone Reaktion als Angelpunkt, auf den die pathogenetischen Erörterungen gerichtet waren. Für die Myotonia congenita trifft das wohl auch weitgehend zu. Bei der myotonischen Dystrophie liegen die Dinge aber anders. Hier ist die myotone Reaktion nur *ein* Symptom unter anderen (Katarakt, Hodenatrophie, Muskeldystrophie). Sie kann sehr schwach ausgeprägt sein, ja sogar fehlen. Trotzdem wird die Diagnose „myotonische Dystrophie" zu stellen sein, wenn andere kennzeichnende, allerdings auch nicht obligate Symptome vorhanden und eindeutige Krankheitsfälle mit myotonischer Dystrophie in der Sippe bekannt sind.

Durch die Untersuchungen von GRUND [*82*], der nachwies, daß bei Lumbalanästhesie die myotone Reaktion unverändert bestehen bleibt, scheidet eine zentralnervöse Ursache für die Entstehung der Myotonie aus. Die ursächliche Annahme eines propriozeptiven Reflexes für die Entstehung der myotonen Reaktion (LINDSLEY und CURNEN [*148*]) entkräfteten BUCHTHAL und CLEMMESEN [*33*]. indem sie durch Plexusanästhesie den afferenten und efferenten Reflexbogenanteil ausschalteten. Die myotone Reaktion verschwand dadurch nicht, sie wurde eher noch verstärkt. Wenn man gelten läßt, daß es sich bei myotonischen Ziegen um die gleiche Myotonie handelt wie beim Menschen, sprechen die Befunde von BROWN und HARVEY [30] ebenfalls dagegen, daß eine zentrale oder periphere neurogene Störung vorliegt, da Denervierung mit Degeneration der motorischen Endplatte die myotone Reaktion nicht beeinflußt. Auch bei Blockierung der End- platten durch Curare sah LANDAU [144] beim Menschen keine Verminderung der myotonen Reaktion. Da eine Differenzierung der myotonen Reaktion bei den verschiedenen Erkrankungen, die mit dieser Erscheinung einhergehen, nach Untersuchungen PIPBERGERS [179] nicht möglich ist, darf man schließen, daß ein grundsätzlicher Unterschied der jeweils auftretenden myotonischen Reaktion nicht besteht. Dieser Ansicht sind auch andere Untersucher [33, 148, 220] im Gegensatz zu EICHLER und VON HATTINGBERG [58]. Es bleibt danach nur die Annahme, daß die zur myotonen Reaktion führende Störung entweder an der Muskelfibrille selbst oder am muskulären Anteil der motorischen Endplatte an- greift. Letzteres nehmen vor allem BUCHTHAL und CLEMMESEN an.

Während dies für die Myotonia congenita ursächlich bedeutsam wäre, brächte es für die myotonische Dystrophie vorerst nur die Aufklärung eines, wenn auch sehr bedeutsamen, aber – wie schon gesagt – nicht obligaten Symptoms.

Welche klinisch erkennbaren Auffälligkeiten zeigt nun die myotone Reaktion, abgesehen von ihrer bei den einzelnen Patienten verschieden starken Ausprägung?

Am wichtigsten scheint uns die Tatsache des ,,Übungseffektes" zu sein, der uns zeigt, daß mehrfache Betätigung desselben Muskels oder derselben Muskel- gruppe zu einem deutlichen Nachlassen bis Verschwinden der myotonen Reaktion in diesem Bereich führt. Diese kehrt aber bald nach Aussetzen der Betätigung in alter Stärke wieder. THOMASEN [220] berichtet von zwei Myotonikern aus der Thomsem-Familie, die ihren Beruf als Trapez-Akrobaten ausüben konnten, wenn sie direkt vor dem Auftritt durch entsprechende Bewegungsübungen ,,sich von der Myotonie befreiten". Der ,,Übungseffekt" gilt generell genauso für die aktive myotone Reaktion wie für die mechanisch oder elektrisch ausgelöste. Diese Tat- sache sowie die Beobachtung, daß unter Kälteeinwirkung die myotonische Re- aktion zunimmt, legt den Gedanken nahe, daß es sich beim Zustandekommen der myotonen Reaktion nicht um den totalen Ausfall eines bestimmten biochemischen Vorgangs handeln kann, wie dies bei gewissen vererbbaren Stoffwechselerkran- kungen der Fall ist. Zum mindesten wäre dann der Organismus selbst in der Lage, diesen Ausfall vorübergehend auszugleichen. Es muß sich also in unserem Fall um eine vererbliche, unter bestimmten Bedingungen kompensierbare Störung an dem für die normale Muskelkontraktion notwendigen System handeln.

Koordinieren wir diese Beobachtungen mit den Schlußfolgerungen daß bei der myotonen Reaktion die Funktionsstörung entweder an den Muskelfibrillen selbst oder an einem curare-unempfindlichen muskulären Teil der motorischen Endplatte abläuft, so ergibt sich die Frage, welche Vorgänge der normalen Muskel- kontraktion gestört sein könnten. Dabei ist hier nicht zu umgehen, mit wenigen Worten und mit Beschränkung auf das für unsere Fragestellung Wesentliche, auf die heute hauptsächlich konkurrierenden Meinungen über den Ablauf der Muskel- kontraktionen einzugehen.

Die meisten Anhänger hat zur Zeit wohl die Meinung, die dem Adenosintriphosphat (ATP) die zentrale Stellung einräumt. Auf den einfachsten Nenner gebracht, nimmt H. H. WEBER [227] an, daß der Muskel sich so lange kontrahiert, wie sein Myosin ATP spaltet – ATPase-Wirkung des Myosins –, und passiv wieder erschlafft, wenn die Spaltung beendet ist.

Zwischen dem die Muskelkontraktion auslösenden Reiz und den eben grob angedeuteten Abläufen des Muskelchemismus ist aber der Vorgang an der Membran eingeschaltet, der als Depolarisation den Zusammenbruch des Ruhepotentials charakterisiert und den Aktionsstrom liefert. Es kommt dabei wahrscheinlich zu Ionenverschiebungen an der Membran und durch die Membranbarriere hindurch. Beteiligt sind hauptsächlich Kalium- und Natriumionen. Erstere verlassen dabei wohl zuerst das Zellinnere und werden gegen extrazelluläre Natriumionen ausgetauscht. Diese Depolarisation wird von den Verfechtern und Anhängern der „ATP-Theorie" als Auslöser der Muskelkontraktion in Anspruch genommen.

Mit der Annahme, daß der Depolarisation nur die Bedeutung eines Aktivierungsprozesses ohne direkte Energielieferung zukommt, können sich aber die Anhänger einer anderen Muskelkontraktionstheorie nicht abfinden, die von FLECKENSTEIN [66] vorwiegend vertreten wird. Diese Theorie fußt auf der Hypothese von BETHE [20] aus dem Jahre 1911, wonach der erschlaffte Muskel einer gespannten Feder gleicht, in der die Kontraktionsenergie schon als potentielle mechanische Energie enthalten ist. Es soll sich um ein physikalisch-chemisches System der Energieübertragung in Form des K^+-Speichers handeln.

Die elektrische Aufladung der Membran wäre dann für den gestreckten Zustand der Muskelfasern verantwortlich. Sobald durch Erregung eine Entladung erfolgt, kommt es zur Kontraktion, weil die für die Streckung der Muskelfaser notwendige Energie durch die Depolarisation nicht mehr zur Verfügung steht, sondern als Wärme und Kontraktionsenergie frei wird. Zur Regeneration der elektrischen Ladung an der Membran und damit zur Streckung der contractilen Elemente ist aus dem Muskelstoffwechsel gewonnene Energie notwendig. Sie soll aus dem Umsatz energiereicher Phosphate stammen und würde also über ein physikalisch-chemisches System zu Wärme und Kontraktionsenergie umgewandelt. Diese grobe Darstellung – ohne kritisches Für und Wider – soll hier unserem Ausgangspunkt genügen.

Es kam uns für unsere Fragestellung darauf an, herauszustellen, daß für die myotone Reaktion der Chemismus der energiereichen Phosphate der Muskelzelle von Bedeutung sein könnte, ganz gleich welche der zur Zeit konkurrierenden Theorien Gültigkeit hat und unter der Voraussetzung, daß nicht spezifischen „carrier"-Substanzen eine stoffwechselunabhängige katalytische Bedeutung beim Ionenaustausch an der Membran zukommt.

Wenn wir nun die Hypothese aufstellen, daß die myotone Reaktion durch fehlerhafte Bildung oder Verwendung der energiereichen Phosphate bedingt ist, so kann die Störung dann im ganzen weiten Bereich der Stoffwechselvorgänge liegen, die für ordnungsgemäße Anlieferung und Nutzbarmachung der energiereichen Phosphate in der Muskelzelle verantwortlich sind. Wir haben deshalb, soweit das durch Untersuchungen des Blutes oder Serums möglich ist, einige an zentralen Punkten dieser Stoffwechselabläufe stehende Stoffe untersucht [132, 135–137, 234]. Für die Frage der Entstehung der myotonen Reaktion hat sich dabei aber bisher kein verbindlicher Hinweis ergeben. Diese Feststellung spricht u. E. nicht gegen unsere Hypothese, weil mit unseren Untersuchungen die Vorgänge in der Muskelzelle selbst nicht erfaßt werden konnten.

Es sei deshalb gestattet, diese Hypothese weiter zu verfolgen: Wenn die verlangsamte Muskelkontraktion bei der Hypothyreose, die heute meistens als myotonoide Reaktion bezeichnet wird, durch ein ähnliches Störungsfeld der Stoffwechselvorgänge bedingt sein sollte, wie die vererbbaren Myotonien, so wäre die Annahme möglich, daß die Störung im Bereich der Kopplung von Atmungskette und Phosphorylierung läge, da das Thyroxin in diese Kopplung eingreift, indem es das Phosphor/Sauerstoff-Verhältnis, also die energetische Ausbeute der Atmungskettenphosphorylierung beeinflußt. Da wir wissen, daß Thyroxingabe die „myotonoide" Reaktion bei Hypothyreose beseitigt, die myotonische Reaktion bei Myotonia congenita und myotonischer Dystrophie aber unbeeinflußt läßt, müssen wir bei der Annahme ähnlicher Störungsbereiche fordern, daß bei der ererbten myotonen Reaktion ein in der Erbmasse liegender Fehler am energetischen Kopplungssystem vorliegt, der durch Thyroxin nicht beseitigt werden kann, der jedoch beim „Übungseffekt" kompensiert wird. Dieser „Übungseffekt" tritt übrigens auch bei der sogenannten „myotonoiden" Reaktion auf. Auch Kälteeinwirkung gegenüber verhält sie sich genauso wie die myotone Reaktion bei Myotonia congenita und myotonischer Dystrophie. Es ergeben sich so einige vielleicht doch nicht zufällige verwandte Wesensmomente aller dieser Kontraktionsstörungen.

Fassen wir hier zusammen, was wir für die vererbliche myotone Reaktion und damit für die Myotonia congenita hypothetisch annehmen, so läßt es sich am besten so formulieren: Die Myotonia congenita ist ein Erbleiden mit einer durch den Organismus unter bestimmten Bedingungen (z. B. denen des „Übungseffektes") aus eigener Möglichkeit kompensierbaren Störung an dem für die normale Muskelkontraktion notwendigen System jenseits der motorischen Endplatte. Wenn man das klinisch Verwandte der „myotonoiden Reaktion" bei Hypothyreose und der vererbten myotonischen Reaktion zum Anlaß nimmt, *beiden* eine ähnliche Störungsebene im Ablauf der Muskelkontraktion einzuräumen, so wäre damit ein Hinweis gegeben, daß die Störung im Bereich der energetischen Kopplung liegen könnte, und zwar dort, wo der Angriffspunkt des Thyroxins vermutet wird. Die „myotonoide Reaktion" bei Hypothyreose könnte dann durch einen Thyroxinmangel am System der energetischen Kopplung entstehen, während für die myotone Reaktion eine genbeeinflußte Störung am System der energetischen Kopplung der Muskelzelle in Frage kommt, die dem Thyroxin seine Wirkungsmöglichkeit an dieser Stelle nimmt. Bildlich gesprochen hätte dann das Schloß einen Schaden, der dem Schlüssel das Aufschließen unmöglich macht. Daß nach mehrfacher Kontraktion des Muskels, also unter Steigerung des Stoffwechsels, die Kontraktionsstörung bei der Hypothyreose und bei den Erbkrankheiten mit Myotonie zu bessern oder zu beseitigen ist, läßt darauf schließen, daß nur so Stoffwechselverhältnisse geschaffen werden, die einen praktisch ungestörten Ablauf der Muskelkontraktion gewährleisten.

Wie kommt es nun zur Muskeldystrophie bei diesem Leiden? Die anatomischen Befunde der dystrophischen Muskeln gleichen denen bei der progressiven Muskeldystrophie (SLAUCK [*210*], WOHLFAHRT [*236*] u. a.). Sie entsprechen also somit auch weitgehend den Muskelbefunden, die man bei Vitamin-E-frei ernährten Kaninchen und Hamstern gefunden hat. Es wäre also denkbar, daß bei der myotonischen Dystrophie dort ein Schaden vorhanden ist, wo das Vitamin E im Stoffwechsel angreift. Daß alle Behandlungsversuche mit Vitamin E bisher ohne Erfolg blieben, ist kein Gegenbeweis, denn die gestörte Stoffwechselfunktion kann durch Vitamin E deshalb nicht beseitigt werden, weil ja kein Mangel an diesem Vitamin vorliegt, sondern – wie für das Thyroxin schon erwähnt – quasi das Schloß, zu dem es den Schlüssel bildet, nicht intakt ist. Da Vitamin-E-Mangelernährung beim männlichen Tier auch einen Ausfall der Spermiogenese zur Folge hat, wäre so auch die Möglichkeit gegeben, die bei myotonischer Dystrophie so häufige Hodenatrophie zu erklären. Bei den weiblichen Tieren kommt es nicht zu einer vollkommenen Follikelreifungsstörung, aber zu Sterilität, weil die Früchte schon in den ersten Tagen absterben. Auch bei den Patientinnen mit myotonischer Dystrophie konnten bei den bisher allerdings recht spärlichen Untersuchungen keine primär-atrophischen Zeichen an den Ovarien nachgewiesen werden. Die Zahl der sterilen Frauen mit myotonischer Dystrophie ist gegenüber dem Bevölkerungsdurchschnitt sicher erhöht. Auch die Zahl der Aborte ist bei Patientinnen mit diesen Leiden häufiger. Ob die Regelstörungen so ihre Erklärung finden können, muß offenbleiben.

Das vierte Kardinalsymptom, die Katarakt, ist vielleicht ebenfalls durch gleich- oder ähnlich gelagerte Stoffwechselstörungen erklärbar. Schon lange ist bekannt, daß im Rahmen von Stoffwechselerkrankungen Katarakt auftreten kann. Es sei nur an die Linsentrübungen bei Diabetes und bei der Tetanie erinnert. Die Linse verbrennt Zucker direkt zu Kohlensäure und Wasser und bildet glykolytisch Milchsäure (KRONFELD, FISCHER, BACKER). H. K. MÜLLER u. a. fanden, daß Störungen der Bildung oder Verwendung der energiereichen Phosphate bei der Entstehung von Linsentrübungen von Bedeutung sind. SALIT und F. P. FISCHER konnten zeigen, daß bei Ausbildung einer Katarakt Kalium- und Phosphatverarmung einerseits und Natrium- und Chloranreicherung andererseits vorkommen. Die hier zur Frage der Kataraktentstehung angeführte Literatur ist sämtlich nach PAU [*176*] zitiert.

Die spezifische Art der Katarakt bei myotonischer Dystrophie ist in der vielleicht nur ihr eigenen stoffwechselchemischen Bedingung jedoch noch nicht geklärt.

Betrachten wir nun noch einmal unsere Erklärungsversuche für die einzelnen Kardinalsymptome der myotonischen Dystrophie, so wird ersichtlich, daß die postulierten Störungen im Bereich der energetischen Kopplung von Atmung und Phosphorylierung liegen können, wenn wir das nach MARTIUS erweiterte Schema zugrunde legen. Wir wissen allerdings bis heute nicht, wie diese Kopplung chemisch vor sich geht. Man nimmt an, daß an drei Stellen des Elektronentransportes energiereiches Phosphat gebildet wird. Dann sollen zwei Phosphorylierungen zwischen den Pyridinfermenten und dem Cytochrom c und eine zwischen Cytochrom c und dem WARBURGschen Atmungsferment ablaufen. Dabei ist noch unklar, wo das Thyroxin angreift oder ob es eine der niedermolekularen Substanzen ist, die an der Atmungskettenphosphorylierung direkt beteiligt sind.

Zur besseren Erläuterung sei hier das Schema der Atmungskette nach MARTIUS aus dem Lehrbuch der physiologischen Chemie von LEUTHARDT wiedergegeben.

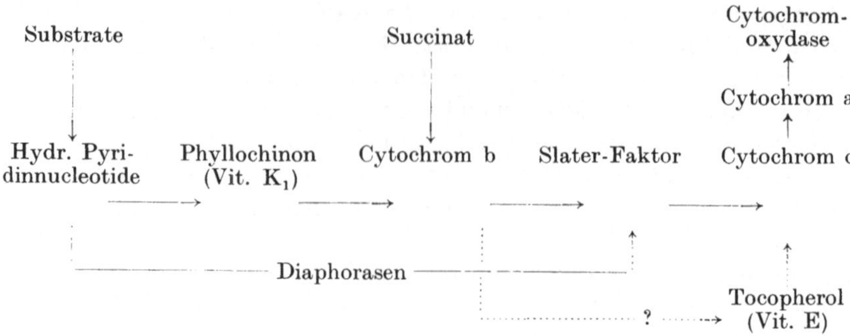

Dieses Schema ist an einigen Stellen, z. B. bei der Einordnung des Vitamin E und des Vitamin K noch problematisch, erlaubt aber eine vorläufige Orientierung. Dabei ist es für unsere bisher stoffwechselchemisch so ungenügend untersuchte Problematik notwendig, den Kreis, in dem die genbedingte Störung liegen kann, noch weiter zu ziehen und die Gesamtheit der Fermentsysteme einzubeziehen, die der Transformation chemischer Energie in eine unmittelbar nutzbare Form dienen (Citronensäurezyklus, Fettsäureoxydation, Atmungskette und oxydative Phosphorylierung). So finden vielleicht auch die oft vorkommende und noch undurchsichtige Hyperostosis localisata oder diffusa [*85, 219* u. a.] und die endokrinen Störungen, besonders die der Nebennierenrinde, ihre Erklärung. Weiterhin vollkommen offen bleiben die allerdings weniger häufigen Befunde wie spitzer, hoher Gaumen, nicht angelegte oder nicht zum Durchbruch gekommene Zähne usw. Hier wäre vielleicht auch die häufiger vorkommende kleine Sella einzuordnen, auf die im endokrinologischen Teil der Arbeit schon eingegangen wurde. Einer Erklärung harrt auch die Frage, warum bei der myotonischen Muskeldystrophie bestimmte Muskeln und Muskelgruppen bevorzugt befallen werden.

Zusammenfassend betrachtet handelt es sich bei der myotonischen Dystrophie um ein Erbleiden mit den Kardinalsymptomen Myotonie, Muskeldystrophie, Katarakt und Störungen an den Keimdrüsen. Wir halten es für wahrscheinlich, daß diese Symptome durch eine genbedingte Störung im Bereich der Enzymsysteme zustande kommen, die der Transformation chemischer Energie in eine unmittelbar nutzbare Form dienen. Dabei ist es möglich, daß die Schädigung im Bereich mehrerer Gene liegt. Es ist aber auch denkbar, daß eine graduell verschiedene Schädigung eines Gens für die unterschiedliche Ausprägung der vorherrschenden Symptome verbindlich ist.

Ob die für die Pathogenese zwar sicher überschätzten, aber eben tatsächlich feststellbaren Hinweise auf endokrine Funktionsstörungen besonders im Bereich der Nebennierenrinde – abhängig oder unabhängig von ihren übergeordneten, der Regelung dienenden Systemen – direkte Folge des gleichen genbedingten Stoffwechselschadens sind oder Effekt einer Überbeanspruchung durch den Versuch, diesen zu kompensieren, muß offenbleiben.

Alle diese Überlegungen würden darauf hindeuten, daß die myotonische Dystrophie unter die vererbbaren Stoffwechselanomalien einzureihen wäre.

Literatur

[1] ACHARD, C., M. BARIÉTY und G. DESBUQUOIS: Sur un nouveau cas de dystrophie myotonique. Bull. et mém. Soc. méd. d. hôp. de Paris 1355 (1930).

[2] ADAMS, M., M. H. POWER und W. M. BOOTHBY: The influence of glycine on the excretion
of creatine and creatinine. Am. J. Physiol. 111, 596 (1935).

[3] ADAMS, R. D., D. DENNY-BROWN und C. M. PEARSON: Diseases of muscle. New York:
Hoeber 1954.

[4] ADIE, W. J., und J. G. GREENFIELD: Dystrophia myotonica. Brain, 46, 73 (1923).

[5] AMELUNG, D., und H. D. HORN: Fermentaktivitätsbestimmungen im Serum beim Herz-
infarkt. Dtsch. Med. Wchschr. 81, 1701 (1956).

[6] AMYOT, R.: Maladie de Steinert sans myotonie. Presse méd. 46, 188 (1938).

[7] ASK-UPMARK, E.: Cardiovascular observations in myasthenia gravis and dystrophia
myotonica. Acta med. scand. 116, 502 (1944).

[8] BAHNER, F.: Fettsucht und Magersucht. Handb. d. Inn. Med. Bd. VII/1, S. 978. Berlin/
Göttingen/Heidelberg: Springer 1955.

[9] BARRIS, R. W., und H. D. STRASSMAN: Effects of cortisone in myotonia atrophica. Neurology 2, 496 (1952).

[10] BATTEN, F. E., und H. P. GIBB: Myotonia atrophica. Brain, 32, 187 (1909).

[11] BAUER, H.: Die Brenztraubensäurekonzentration im Blut von multiplen Sklerosen und
Kontrollfällen. Biochem. Ztschr. 327, 491 (1956).

[12] BECHER, F.: Ein Beitrag zur Symptomatologie und Pathogenese der Dystrophia myotonica. Dtsch. Ztschr. f. Nervenheilk. 168, 52 (1952).

[13] BECKER, H.: Zur Klinik der Myopathien. Dtsch. Ztschr. f. Nervenheilk. 173, 455 (1955).

[14] BECKER, H.: Zur Klinik der Muskelerkrankungen. Zentralbl. f. d. g. Neurol. u. Psych.
132, 8 (1955).

[15] BEHNKE, A. R., B. G. FEEN und W. C. WELHAN: Specific gravity of healthy man. J. Am.
Med. Ass. 118, 495 (1942).

[16] BENDA, C. E., und E. M. BIXBY: Urinary excretion of 17-ketosteroids in various con-
ditions of oligophrenia correlated with some autopsy observations. J. Clin. Endocrin.
7, 503 (1947).

[17] BERBLINGER, W.: Hypophysenveränderungen bei schweren Atrophien und Fibrosen der
Hoden. Endokrinol. 14, 73 (1934).

[18] BERG, W.: Zur Kenntnis der myotonischen Dystrophie. Dtsch. Ztschr. f. Nervenheilk.
98, 29 (1927).

[19] BERKMAN, J. M.: Hyperthyroidism associated with myotonic dystrophie. Proc. Staff
Meet. Mayo Clin. 10, 273 (1935).

[20] BETHE, A.: Die Dauerverkürzung der Muskeln. Pflügers Arch. 142, 291 (1911).

[21] BEURICH, H. H., und H. MAAS: Über die Kopplung der elektrischen und dynamischen
Vorgänge am Herzen. Dtsch. Arch. f. Kreislauff. 15, 224 (1949).

[22] BIELSCHOWSKY, M., O. MAAS und B. OSTERTAG: Über Dystrophia myotonica. Volume
Jubilare, G. Marinesco 1933, p. 71 (zitiert n. Thomasen).

[23] BLACK, W. C., und A. RAVIN: Studies in dystrophia myotonica. VII. Autopsy observations in five cases. Arch. of Path. 44, 176 (1947).

[24] BLUMBERGER, K. J.: Die Untersuchung der Dynamik des Herzens beim Menschen. Ihre
Anwendung als Herzleistungsprüfung. Erg. inn. Med. 62, 424 (1942).

[25] BOETERS, H.: Über Myotonie. Klinische und erbpathologische Beiträge. Sammlung
psychiatrischer und neurologischer Einzeldarstellungen. Bd. 8 (1935).

[26] BOETERS, H.: Myotonie und dystrophische Myotonie in Schlesien. Dtsch. Ztschr. f. Nervenheilk. 139, 42 (1936).

6*

[27] BOETTGE, K., K. H. JAEGER und H. MITTENZWEI: Das Adenylsäuresystem. Neuere Ergebnisse und Probleme. Arzneim.-Forsch. **7**, 24 (1957).

[28] BROCK, S., und W. KAY: A study of unusual endocrine disturbances; their associated myopathies, endocrine balance, and metabolism findings. Arch. Int. Med. **27**, 1 (1921).

[29] BRODIE, B. B., J. R. AXELROD, R. SOBERMAN und B. B. LEVI: The estimation of antipyrine in biological materials. J. Biol. Chem. **179**, 25 (1949).

[30] BROWN, G. L., und A. H. HARVEY: Congenital myotonia in the goat. Brain, **62**, 341 (1939).

[31] BUCHHOLZ, R.: Untersuchungen über die Ausscheidungsverhältnisse der gonadotropen Hypophysenhormone FSH und ICSH im mensuellen Cyclus. Z. exper. Med. **128**, 219 (1957).

[32] BUCHHOLZ, R.: Quantitative Bestimmung der gonadotropen Hypophysenhormone im Zyklus. Geburtshilfe u. Frauenheilk. **17**, 707 (1957).

[33] BUCHTHAL, F., und S. CLEMMESEN: Electromyographical observations in congenital myotonie. Acta psych. et neurol. **16**, 389 (1941).

[34] BÜRGER, M.: Beiträge zum Kreatininstoffwechsel. Ztschr. f. d. ges. exper. Med. **9**, 361 (1919).

[35] CAMMARATA, P. S., und P. P. COHEN: The scope of the transamination reaction in animal tissues. J. Biol. Chem. **187**, 439 (1950).

[36] CAUGHEY, J. E., und J. BROWN: Dystrophia myotonica: An endocrine study. Quart. J. Med. **19**, 303 (1950).

[37] CHRISTENSEN, J.: Über myotonische Dystrophie und ihre Beziehung zum autonomen Nervensystem. Dtsch. Ztschr. f. Nervenheilk. **97**, 217 (1927).

[38] CHVOSTEK, F.: Myotonia atrophica. Wiener Klin. Wchschr. **22**, 434 (1909).

[39] CLARKE, B. G., S. SHAPIRO und R. G. MONROE: Myotonia atrophica with testicular atrophie: urinary excretion of interstitial-cell-stimulating (luteinizing) hormone, androgens and 17-ketosteroids. J. Clin. Endocrin. **16**, 1235 (1956).

[40] CLAUDE, H., F. COSTE und FAUVET: Etude d'un cas de dystrophie musculaire neuroendocrinienne (myotonie atrophique). Rev. neurol. **66**, 23 (1936).

[41] COERS, C.: La dystrophie myotonic. Etude clinique, électromyographique et histologique de quatre cas. Acta clin. belg. **7**, 407 (1952).

[42] CUMINGS, J. N., und O. MAAS: Blood changes in dystrophia myotonica. Brain, **62**, 422 (1939).

[43] CURSCHMANN, H.: Demonstration eines Falles Thomsenscher Krankheit mit ausgedehnten Muskelatrophien. Münchn. Med. Wchschr. **53**, 1281 (1906).

[44] CURSCHMANN, H.: Über familiäre atrophische Myotonie. Dtsch. Ztschr. f. Nervenheilk. **45**, 161 (1912).

[45] CURSCHMANN, H.: Beobachtungen und Untersuchungen bei atrophischer Myotonie. Dtsch. Ztschr. f. Nervenheilk. **53**, 114 (1915).

[46] CURSCHMANN, H.: Dystrophia myotonica sine myotonia. Dtsch. Ztschr. f. Nervenheilk. **74**, 157 (1922).

[47] CURSCHMANN, H.: Zur Nosologie und Symptomatologie der myotonischen Dystrophie. Dtsch. Arch. f. klin. Med. **149**, 129 (1925).

[48] DARRÉ, H., P. MOLLARET, ZAGDOUN und OEHMICHEN: Hypertrophie musculaire généralisée du nourrison et hypothyroidie congénitale (Syndrome de Debré-Semelaigne). Rev. neurol. **72**, 249 (1939).

[49] DEBRÉ, R., und G. SEMELAIGNE: Syndrome of diffuse muscular hypertrophy in infants causin athletic appearance. Am. J. Dis. Child. **50**, 1351 (1935).

[50] DECOURT, J., J. LEREBOULLET, R. HENRY und G. TINEL: Sur les altérations testiculaires de la myopathie myotonique (maladie de Steinert). (A propos de cinq observation.) Ann. d'Endocrin. **12**, 1046 (1951).

[51] DE LANGE, C.: Congenital hypertrophie of the muscles, extrapyramidal motor disturbances and mental deficiency. Am. J. Dis. Child. **48**, 243 (1934).

[52] DEUSCH, G.: Über myotonische Dystrophie. Dtsch. Ztschr. f. Nervenheilk. **92**, 171 (1926).

[53] DIETERLE, T.: Die Athyreosis unter besonderer Berücksichtigung der dabei auftretenden Skelettveränderungen. Virchows Arch. pathol. Anat. **184**, 56 (1906).

[54] DREYFUS, G., M. ZARA und P. GALI: Les syndromes musculaires au cours de l'hypothyroidie acquise de l'adulte. Presse méd. **62**, 1553 (1954).

[55] DREYFUS, J. C., und G. SCHAPIRA: L'activité transaminasique du serum au cours des myopathies. C. R. Soc. Biol. Paris **149,** 1934 (1955).

[56] DUBACH, U. C.: Die Glutaminsäure-Oxalessigsäure-Transaminase in ihrer diagnostischen Bedeutung. Z. f. Klin. Med. **154,** 593 (1957).

[57] ECKERSTRÖM, S.: Un cas de dystrophie myotonique avec symptômes extrapyramidaux. Acta med. Scand. **74,** 406 (1931).

[58] EICHLER, W., und I. v. HATTINGBERG: Elektromyographische Untersuchungen über die „Thomsensche Myotonie" und die „Dystrophia myotonica". Dtsch. Ztschr. f. Nervenheilk. **147,** 36 (1938).

[59] EVANS, W.: The heart in myotonia atrophica. Brit. Heart J. **4,** 41 (1944).

[60] FAGIN, D. I.: Dystrophia myotonica. J. Mich. M. Soc. **45,** 500 (1946).

[61] FAURE-BEAULIEU, M., und G. DESBUQUOIS: Dystrophie myotonique. Etude biochemique du syndrome endocrinien. Rev. neurol. **1,** 713 (1928).

[62] FAURE-BEAULIEU, M.: Dystrophie myotonique et insuffisance parathyroidienne. Bull. et mém. Soc. méd. d. hôp. de Paris **534** (1930).

[63] FELDMANN, L. J., und J. D. GUNSALUS: The occurence of a wide variety of transaminases in bacteria. J. Biol. Chem. **187,** 821 (1950).

[64] FISCH, Ch.: The heart in dystrophia myotonica. Am. Heart J. **41,** 525 (1951).

[65] FISCH, Ch., und P. V. EVANS: The heart in dystrophia myotonica. Report of an autopsied case. New England J. Med. **251,** 527 (1954).

[66] FLECKENSTEIN, A.: Der Kalium-Natriumaustausch als Energieprinzip in Muskel und Nerv. Berlin/Göttingen/Heidelberg: Springer 1955.

[67] FLEISCHER, B.: Über myotonische Dystrophie mit Katarakt. Arch. f. Ophthal. **96,** 91 (1918).

[68] FLEISCHER, B.: Über myotonische Dystrophie. Münchn. Med. Wchschr. **64,** 1630 (1917).

[69] FRANCESCHETTI, A.: Dystrophie myotonique atypique. Schweiz. Arch. Neurol. u. Psych. **49,** 249 (1942).

[70] FRANCESCHETTI, A., und R. S. MACH: La dystrophie myotonique ou maladie de Steinert (Importance de la cataracte et des troubles de metabolisme. Effets thérapeutiques de la vitamine E). Helv. Med. Acta **11,** 887 (1944).

[71] FÜRNROHR, W.: Myotonia atrophica. Dtsch. Ztschr. f. Nervenheilk. **33,** 25 (1907).

[72] GANONG, W. F., und D. M. HUME: The effect of graded hypophysektomie on thyroid, gonadal and adrenocortical funktion in the dog. Endocrinology **59,** 293 (1956).

[73] GARAI, O.: The treatment of dystrophia myotonica with ACTH. J. Neurol. Neurosurg. Psychiat. **17,** 83 (1954).

[74] GARCIN, R., L. ROUQUÉS, LAUDAT und FRUMUSAN: Syndrome Thomsenien et syndrome myxoedémateux cliniquement associés. Début simultané, évolutionparalléle. Rev. neurol. **64,** 59 (1935).

[75] GAUPP, L.: Ein Fall von partieller Myotonia congenita. Centralbl. f. Nervenheilk. u. Psychiat. **23,** 65 (1900).

[76] GMACHL, E.: Über die Amplitude des I. Herztones. Verhdlg. d. Dtsch. Ges. f. Kreislaufforschg. **20,** 375 (1954).

[77] GREMELS, H.: Über Potentialstoffe. Erg. der Physiologie **42,** 53 (1939).

[78] GREMELS, H.: Über die Beziehungen des Kohlehydratstoffwechsels zur Physiologie und Pharmakologie der Herzenergetik. Arch. experim. Path. u. Pharmak. **194,** 629 (1940).

[79] GRIFFITH, T. W.: On myotonia. Quart. J. Med. **5,** 229 (1911).

[80] GRÜTTNER, R. und H. G. MERTENS: Über eine erfolgreiche Behandlung der Myotonia congenita (Thomsen) mit Kationenaustauschern. Klin. Wchschr. **31,** 868 (1953).

[81] GRUMBACH, M. M., W. A. BLANC und T. ENGLE: Sex chromatin pattern in seminiferous tubule dysgenesis and other testicular disorders: Relationship to true hermaphrodism and to Klinefelter's syndrom. J. Clin. Endocrin. **17,** 703 (1957).

[82] GRUND, G.: Über myokymische Kontraktur. Dtsch. Ztschr. f. Nervenheilk. **64,** 102 (1919).

[83] GUILLAIN, G., J. BERTRAND und L. ROUQUÉS: Les lésions de la myotonie atrophique. Ann. de méd. **31,** 180 (1932).

[84] HALL, B. E., F. W. SUNDERMANN und J. C. GITTINGS: Congenital muscular hypertrophy. Am. J. Dis. Child. **52,** 773 (1936).

[85] HALLEN, O.: Über Schädelveränderungen bei der myotonischen Dystrophie. Dtsch. Ztschr. f. Nervenheilk. **172**, 467 (1955).

[86] HALLER, L.: Ein Fall von myotonischer Dystrophie mit Familienforschung. Dissertation Tübingen 1933.

[87] HARVIER, P., und J. DECOURT: Sur un cas de myotonie atrophique, avec bradycardie, polyurie et obesité. Rev. neurol. **40**, 468 (1933).

[88] HEGGLIN, R.: Die Klinik der energetisch-dynamischen Herzinsuffizienz. Basel 1947.

[89] HELLER, C.G., und W.O. NELSON: Hyainization of the seminiferous tubules associated with normal or ailing Leydig-cell function. Discussion of relationship to eunuchoidism, gynecomastia, elevated gonadotrophins, depressed 17-ketosteroids and estrogens. J.Clin. Endocrin. **5**, 1 (1945).

[90] HENI, F.: Die primäre Atrophie der Keimdrüsen des Mannes. Klin. Wchschr. **30**, 741 (1952).

[91] HESS, B.: Über eine kinetisch-enzymatische Bestimmung der L(+)-Milchsäure im menschlichen Serum und anderen biologischen Flüssigkeiten. Biochem. Ztschr. **328**, 110 (1956).

[92] HESS, B., und E. GEHM: Über die Milchsäuredehydrogenase im menschlichen Serum. Klin. Wchschr. **33**, 91 (1955).

[93] HESS, W. R.: Die Entstehung des ersten Herztones. Dtsch. Arch. Klin. Med. **132**, 69 (1920).

[94] HESSER, F.H., O.R. LANGWORTHY und S. A. VEST: Muscle strength in myotonia atrophica (Dystrophia myotonica) improved by testosterone proprionate. Endocrinology **26**, 241 (1940).

[95] HESSER, F. H.: Hypertrophia musculorum vera (Dystrophia musculorum hyperplastica) associated with hypothyreoidism. Bul. Johns Hopkins Hosp. **66**, 353 (1940).

[96] HITZENBERGER, K.: Über myotonische Dystrophie. Monatsschr. f. Psychiat. u. Neurol. **47**, 249 (1920).

[97] HOFFMANN, J.: Ein Fall von Thomsenscher Krankheit, compliziert durch Neuritis multiplex. Dtsch. Ztschr. f. Nervenheilk. **9**, 272 (1897).

[98] HOFFMANN, J.: Zur Lehre von der Thomsenschen Krankheit mit besonderer Berücksichtigung des dabei vorkommenden Muskelschwundes. Dtsch. Ztschr. f. Nervenheilk. **18**, 198 (1900).

[99] HOFFMANN, J.: Zur Lehre von der Thomsenschen Krankheit. Arch. f. Psychiat. **37**, 668 (1903).

[100] HOFFMANN, J.: Über Myotonie. Neurol. Centralbl. **25**, 576 (1906).

[101] HOFFMANN, J.: Weiterer Beitrag zur Lehre von der Tetanie. Dtsch. Ztschr. f. Nervenheilk. **9**, 278 (1897).

[102] HOFFMEISTER, W., und H. ALBRECHT: Die Speichelelektrolyte und ihre diagnostische Bedeutung. Klin. Wchschr. **31**, 567 (1953).

[103] HOLLAND, C. M., und S. R. HILL: Myotonia dystrophica: report of six cases in one family, with an analysis of the metabolic defects. Ann. Int. Med. **44**, 738 (1956).

[104] HOLLDACK, K.: Die Bedeutung der „Umformungs- u. Druckanstiegszeit" für die Herzdynamik. Dtsch. Arch. Klin. Med. **198**, 71 (1951).

[105] HOLLDACK, K., und D. WOLF: Atlas und kurzgefaßtes Lehrbuch der Phonokardiographie. Stuttgart: Thieme 1956.

[106] HOLZMANN, M.: Klinische Elektrokardiographie. Stuttgart: Thieme 1955.

[107] HOWARD, R. P., R. C. SNIFFEN, F. A. SIMMONS und F. ALBRIGHT: Testicular deficiency: A clinical and pathological study. J. Clin. Endocrin. **10**, 121 (1950).

[108] HUBBLE, D.: The course of anterior hypopituitarism. Lancet I, 1123 (1952).

[109] JACOBSON, W. E., A. L. SCHULTZ und J. ANDERSON: Endocrine studies in 8 patients with dystrophia myotonica. J. Clin. Endocrin. **115**, 801 (1955).

[110] JESSERER, H., und O. BALCIZEK: Die hypothyreotische Myopathie. Dtsch. med. Wchschr. **1779** (1954).

[111] JUNGMAYR, L.: Myotonische Dystrophie und Sellaveränderungen. Klin. Wchschr. **29**, 205 (1951).

[112] KAUFMANN, K. K., und E. W. HECKERT: Dystrophia myotonica with associated spruelike symptoms. Am. J. Med. **16**, 614 (1954).

[*113*] KENNEDY, F., und A. WOLF: Experiments with quinine and prostigmin in treatment of myotonia and myasthenia. Arch. Neurol. u. Psychiat. **37**, 68 (1937).

[*114*] KESCHNER, M., und C. DAVISON: Dystrophia myotonica. Arch. Neurol. u. Psychiat. **30**, 1259 (1933).

[*115*] KESCHNER, M., und B. FINESIVER: Myotonia atrophica. J. Neurol. u. Psych. **5**, 341 (1925).

[*116*] KEYS, A., und J. BROZEK: Body fat in adult man. Physiol. Rev. **33**, 245 (1953).

[*117*] KIESSLING, W., und H. A. HIENZ: Die Bedeutung der zellkernmorphologischen Geschlechtserkennung für die Dermatologie unter besonderer Berücksichtigung des sog. Klinefelter-Syndroms. Arch. f. klin. u. experim. Dermatol. **205**, 93 (1957).

[*118*] KLEIN, D.: La dystrophie myotonique (Steinert) et la myotonie congénitale (Thomsen) en Suisse. Étude clinique, génétique et démographique. J. Génét. humaine (Geneve) **7**, Suppl. 1 (1958).

[*119*] KLINEFELTER, H. F., E. C. REIFENSTEIN und F. ALBRIGHT: Syndrome characterized by gynecomastia, aspermatogenesis without a-leydigism, and increased excretion of follicle-stimulating hormons. J. Clin. Endocrin. **2**, 615 (1942).

[*120*] KLINGLER, M., und R. BRÜCKNER: Über einige Sippen mit Myotonie. Schweizer Arch. f. Neurol. u. Psychiat. **73**, 475 (1954).

[*121*] KNÜSEL, O.: Das Spaltlampenbild der postoperativen Tetaniekatarakt. Arch. f. Ophthal. **114**, 636 (1924).

[*122*] KOCH, E., M. TAUBERT und H. J. WACHTEL: Symptomatologie und Erbgang der Myotonen Dystrophie. Die Medizinische **40**, 1421 (1956).

[*123*] KOCHER, T.: Zur Verhütung des Cretinismus und cretinoider Zustände nach neuen Forschungen. Dtsch. Ztschr. f. Chir. **26**, 556 (1892).

[*124*] KOLB, L. C., A. M. HARVEY und M. R. WHITEHILL: Clinical study of myotonic dystrophy and myotonia congenita with special reference of the therapeutic effect of quinine. Bull. Johns Hopkins Hosp. **62**, 188 (1938).

[*125*] KRAUSE, F., und D. ELLENBECK: Seltene Symptome bei der myotonischen Dystrophie. Dtsch. Arch. Klin. Med. **169**, 223 (1930).

[*126*] KRISCH, H.: Dystrophia myotonica. Dtsch. med. Wchschr. **43**, 767 (1917).

[*127*] KUHN, E., und H. J. PIESBERGEN: Hypotension des Bulbus und Katarakt bei myotonischer Dystrophie. Klin. Monatsbl. f. Augenheilk. **130**, 329 (1957).

[*128*] KUHN, E., und K. HOLLDACK: Hypoglykämie bei myotonischer Dystrophie und ihre Behandlung. Dtsch. med. Wchschr. **77**, 457 (1952).

[*129*] KUHN, E., und H. A. HIENZ: Zellkernmorphologische Geschlechtserkennung bei myotonischer Dystrophie. Klin. Wchschr. **37**, 403 (1959).

[*130*] KUHN, E., und HJ. STAUDINGER: 17-Ketosteroide und ihre Fraktionen bei myotonischer Dystrophie. Klin. Wchschr. **38**, 327 (1960).

[*131*] KUHN, E., und H. WEICKER: Serumproteine und Lipide bei myotonischer Dystrophie. Schweiz. Med. Wchschr. **87**, 460 (1957).

[*132*] KUHN, E.: Kohlenhydrat- u. Mineralstoffwechseluntersuchungen bei myotonischer Dystrophie. Kongr. d. Dtsch. Ges. f. Neurol. Würzburg 1954.

[*133*] KUHN, E., und K. HOLLDACK: Untersuchungen am Herzen bei myotonischer Dystrophie. Der Nervenarzt **26**, 334 (1955).

[*134*] KUHN, E., A. HELLER und K. HOLLDACK: Vergleichende mechanokardiographische Untersuchungen zwischen Adrenalin und Noradrenalin. Arch. f. Kreislaufforschg. **24**, 243 (1956).

[*135*] KUHN, E.: Aldolasebestimmungen im Serum bei myotonischer Dystrophie. Klin. Wchschr. **37**, 236 (1959).

[*136*] KUHN, E., und W. WÖRNER: Die Serum-Transaminasen bei Patienten mit myotonischer Dystrophie. Ztschr. f. Klin. Med. **155**, 544 (1959).

[*137*] KUHN, E., und W. WÖRNER: Intermediärstoffwechseluntersuchungen bei myotonischer Dystrophie. Der Nervenarzt **32**, 182 (1961).

[*138*] KUHN, E., und A. HELLER: Kontraktionsstörungen am Herzmuskel bei myotonischer Dystrophie. Schweiz. Med. Wchschr. **89**, 1008 (1959).

[*139*] KUHN, E.: Herz und Kreislauf bei myotonischer Dystrophie. Ztschr. f. Kreislaufforschg. **50**, 149 (1961).

[*140*] Kuhn, E.: Endokrinologische Untersuchungen bei myotonischer Dystrophie. I. Mitteilung. Endokrinologie (im Druck).

[*141*] Kuhn, E.: Endokrinologische Untersuchungen bei myotonischer Dystrophie. II. Mitteilung. Endokrinologie (im Druck).

[*142*] Labhart, A.: Klinik der Inneren Sekretion. Berlin/Göttingen/Heidelberg: Springer 1957.

[*143*] La Due, J. S., und F. Wroblewski: The significance of the serum glutamic oxalacetic transminase activity following acute myocardial infarction. Circulation (New York) **11**, 871 (1955).

[*144*] Landau, W. M.: The essential mechanism in myotonia. An electro-myographic study. Neurology **2**, 369 (1952).

[*145*] Langhans, T.: Anatomische Beiträge zur Kenntnis der Cretinen. Virchows Arch. f. pathol. Anat. **149**, 155 (1897).

[*146*] Lepeschkin, E.: Das Elektrokardiogramm. Dresden und Leipzig 1947.

[*147*] Leuthardt, F.: Lehrbuch der physiologischen Chemie. Berlin 1957.

[*148*] Lindsley, D. B., und E. C. Curnen: An electromyographic study of myotonia. Arch. Neurol. u. Psychiat. **35**, 253 (1936).

[*149*] Lloyd, C. W., M. Morley, M. Morrow, J. Lobotsky und E. C. Hughes: Estimation of urinary gonadotropin of the nonpregnant human by the mouse uterine wight and ovarian hyperemia responses. J. Clin. Endocrin. **9**, 636 (1949).

[*150*] Löwenthal, A., und M. van Sande: Application de la microélectrophorèse sur papier àl'étude des protéines sériques chez des patients atteints d'affections musculaires. Acta Neurol. et Psychiat. Belgica. **11**, 864 (1954).

[*151*] Löwenthal, A., und M. van Sande: Nouvelles déterminations des fractions protéiniques dans le sérum de patients atteints d'affections musculaires. Rev. franç. Et. clin. biol. **1**, 765 (1956).

[*152*] Londres, G.: Sur l'étiologie de la myotonie atrophique. Rev. neurol. **63**, 556 (1935).

[*153*] Lundborg, H.: Spielen die glandulae parathyreoideae in der menschlichen Pathologie eine Rolle? Dtsch. Ztschr. f. Nervenheilk. **27**, 217 (1904).

[*154*] Lups, S.: Dystrophia myotonica mit Steatorrhoe. Acta med. Scand. **106**, 557 (1941).

[*155*] Maas, O., und A. S. Paterson: Genetic and familial aspects of dystrophia myotonica. Brain **66**, 55 (1943).

[*156*] Maas, O., und E. Haase: Zur Bedeutung der innersekretorischen Störungen bei der Dystrophia myotonica. Ztschr. f. d. ges. Neurol. u. Psychiat. **111**, 223 (1927).

[*157*] Maas, O., und H. Zondek: Untersuchungsbefund an einem Fall von Dystrophia myotonica. Ztschr. f. d. ges. Neurol. u. Psychiat. **59**, 323 (1920).

[*158*] Maas, O., und A. S. Paterson: The identity of myotonia congenita (Thomsen's disease), dystrophia myotonica (myotonia atrophica) and paramyotonia. Brain **62**, 198 (1939).

[*159*] Maas, O., und A. S. Paterson: Myotonia congenita, dystrophia myotonica and paramyotonia. Reaffirmation of their identity. Brain **73**, 318 (1950).

[*160*] Mayer, L. L., und J. A. Luhan: Myotonia atrophica with Cataract. Arch. Neurol. u. Psychiat. **30**, 810 (1933).

[*161*] Meesmann, A.: Die Mikroskopie des lebenden Auges. Berlin-Wien: Urban und Schwarzenberg 1927.

[*162*] Meesmann, A.: Hypocalcämie und Linse. Beihefte d. klin. Monatsbl. f. Augenheilk. 1938, S. 1.

[*163*] Mertens, H. G., und H. Nowakowski: Die endokrinen Drüsen bei den Myotonien. Dtsch. Ztschr. f. Nervenheilk. **172**, 128 (1954).

[*164*] Meyer, E. C.: Über Kreatin und Kreatininausscheidung bei Krankheiten. Dtsch. Arch. klin. Med. **134**, 219 (1920).

[*165*] Milhorat, A. T., und H. S. Wolff: Metabolism of creatine and creatinine in muscle disease. Ann. Int. Med. **9**, 834 (1936).

[*166*] Mollaret, P., und J. Sigwald: Hypertrophie musculaire généralisée de l'adulte a constitution rapide et myxoedéme fruste concomitants cliniquement guéris par le traitement thyreoidien. – Le problème des dystrophies musculaires des hypothyreoidiens. Rev. neurol. **71**, 513 (1939).

[167] MOLLARET, P., und P. RUDAUX: Hypertrophie musculaire avec symptômes myotoniques et de constitution rapide, chez une hypothyreoidienne latente. Bull. et mém. Soc. med. d. hôp. de Paris **55**, 818 (1939).

[168] MONDON, H., und P. PASQUET: Le coeur dans la myotonie atrophique. Arch. d. mal. du coeur **32**, 401 (1939).

[169] MORANDI, L., G. CLEMENCON und H. AMSTEIN: Die klinischen Formen der Hypophysenvorderlappeninsuffizienz. Schweiz. Med. Wchschr. **87**, 867 (1957).

[170] MORGULIS, S., und A. YOUNG: Metabolism in myotonia atrophica. Arch. Int. Med. **48**, 569 (1931).

[171] MÜNCHINGER, R.: Untersuchungen über die Aktivität der Adenosintriphosphatase im Herzmuskel, als Beitrag zur Pathogenese der sog. energetisch-dynamischen Herzinsuffizienz. Cardiologia (Basel) **22**, 145 (1953).

[172] MYERSON, R. M., J. K. HURWITZ und TH. SALL: Serum and cerebrospinal-fluid transaminase concentrations in various neurologic disorders. New Engl. J. of Med. **257**, 273 (1957).

[173] NADLER, C. S., W. A. STEIGER, M. TRONCELLETI und T. M. DURANT: Dystrophia myotonica, with special reference to endocrine function (Klinefelter-Syndrom). J. Clin. Endocrinol. **10**, 630 (1950).

[174] NAEGELI: Über myotonia atrophica, speziell über die Symptome und die Pathogenese der Krankheit nach 22 eigenen Fällen. Münchn. Med. Wchschr. **64**, 1631 (1917).

[175] NIEKAU, B.: Über das Vorkommen reiner Atrophie im Krankheitsbilde der Myotonia atrophica (Dystrophia myotonica). Dtsch. Ztschr. f. Nervenheilk. **65**, 177 (1920).

[176] PAU, H.: Die Permeabilitätskatarakt. Klin. Monatsbl. f. Augenheilk. **124**, 1 u. 129 (1954).

[177] PFLEIDERER, G., und K. DOSE: Eine enzymatische Bestimmung der L(+)-Milchsäure mit Milchsäuredehydrase. Biochem. Ztschr. **326**, 436 (1955).

[178] PIPBERGER, H., R. KÄLIN und T. WEGMANN: Muskuläre Störungen bei der Hypothyreose. Schweiz. Med. Wchschr. **85**, 420 (1955).

[179] PIPBERGER, H.: Zur Frage der Übergänge zwischen der Myotonia congenita (Thomsen) und der Dystrophia myotonica (Batten-Curschmann-Steinert). Dissertation Bonn 1951.

[180] PIPBERGER, H.: Die Myotonie und ihre Krankheitsformen. Schweiz. Arch. Neurol. **78**, 207 (1956).

[181] PONCHER, H., und H. WOODWARD: Pathogenesis and treatment of myotonia congenita. Am. J. Dis. Child. **52**, 1065 (1936).

[182] PONCHER, H., und H. W. WADE: Pathogenesis and treatment of myotonia congenita. Am. J. Dis. Child. **55**, 945 (1938).

[183] RATHERY, F., P. MOLLARET und R. WEITZ: Myopathie myotonique avec signe de Chvostek. Etude humerale role de l'insuffisance parathyroidienne. Bull. et mém. Soc. méd. d. hôp. de Paris **395** (1930).

[184] REDETZKI, H., H. BLOEDORN und H. W. BANSI: Einfluß der Thioctinsäure auf den Brenztraubensäure- und α-Ketoglutarsäure-Blutspiegel bei Leberkranken. Klin. Wschr. **34**, 845 (1956).

[185] ROHRER, K.: Über myotonia atrophica (dystrophia myotonica). Dtsch. Ztschr. f. Nervenheilk. **55**, 242 (1916).

[186] ROOS, B.: Zur pathologischen Histologie der endokrinen Organe bei Dystrophia myotonica Steinert: Abgrenzung gegen das echte Klinefelter-Syndrom. Schweiz. Med. Wschr. **87**,, 672 (1957).

[187] ROSENBLOOM, J. U., und A. C. BENSON: Clinical and metabolism studies in a case of myotonia congenita-Thomsen's disease. Arch. int. Med. **14**, 263 (1914).

[188] ROSSOLIMO, G.: Atrophische Form der Thomsenschen Krankheit. Neurol. Centralbl. **21**, 135 (1902).

[189] RUSSEL, W. R., und E. STEDMAN: Observations on myotonia Lancet. **II.** 742 (1936).

[190] RYMER, M. R., und A. RAVIN: Studies in dystrophia myotonica. VI. Results of glucose tolerance tests. J. Lab. u. Clin. Med. **26.** 1506 (1941).

[191] SARRE, R., und J. MEILINGER: Vergleich der Wirkung von Strophantin und Digilanid auf die Dynamik des insuffizienten Herzens. Dtsch. Arch. Klin. Med. **188.** 258 (1941).

[192] SAUTTER, H.: Myotonie und Cataracta myotonica. Arch. f. Ophth. **143.** 1 (1941).

[*193*] SCHAEFER, H.: Das Elektro-Kardiogramm. Theorie und Klinik. Berlin/Göttingen/ Heidelberg: Springer 1951.

[*194*] SCHALTENBRAND, G.: Zitiert nach H. BECKER.

[*195*] SCHAPIRA, F., J. DEMOS, G. SCHAPIRA und J. C. DREYFUS: Facteurs de l'hyperaldolasémie au cours des myopathies. Rev. franc. Et. clin. biol. **2**, 728 (1957).

[*196*] SCHARNKE und FULL: Innere Sekretion und myotonische Dystrophie. Ztschr. f. d. ges. Neurol. u. Psychiat. **61**, 146 (1920).

[*197*] SCHETTLER, G.: Die Pathogenese der Arteriosklerose als Stoffwechselproblem. Erg. inn. Med. **6**, 278 (1955).

[*198*] SCHINDLER, H., und R. FORSTER: Elektrokardiogrammbefunde bei Dystrophia myotonica: Dystrophia cordis myotonica. Cardiologia **19**, 18 (1951).

[*199*] SCHOENBORN, S.: Ein casuistischer Beitrag zur Lehre von der Thomsenschen Krankheit. Dtsch. Ztschr. f. Nervenheilk. **15**, 274 (1899).

[*200*] SCHÜTZ, E.: Physiologische Grundlagen der Phonokardiographie. Verhdlg. d. Dtsch. Ges. f. Kreislaufforschung. **20**, 305 (1954).

[*201*] SCHULTZ, H.: Über die Bestimmungsmöglichkeit der Anspannungszeit des Herzens. Ztschr. Kreislaufforschung. **29**, 425 (1937).

[*202*] SEGURA, R. G., und A. LANARI: El aparato cardiovascular el los syndromes myotonicos. Rev. argent. de cardiol. **7**, 363 (1941).

[*203*] SEITZ, W., A. ENGELHARDT-GÖLKEL und J. SCHAFFRY: Über eine fermentative Bestimmungsmethode der α-Ketoglutarsäure und ihre Anwendung zur Erforschung von Stoffwechselproblemen. Klin. Wschr. **33**, 228 (1955).

[*204*] SHEEHAN, H. L.: Simmonds' disease due to postpartum necrosis of anterior pituitary. Quart. J. Med. **8**, 277 (1939).

[*205*] SHEEHAN, H. L., und R. MURDOCH: Postpartum necrosis of anterior pituitary pathological and clinical aspects. J. Obstetr. **45**, 456 (1938).

[*206*] SHEEHAN, H. L., und V. K. SUMMERS: The syndrom of hypopituitarism. Quart. J. Med. **18**, 319 (1949).

[*207*] SHEEHAN, H. L.: Physiopathologie der Hypophyseninsuffizienz. Helvet. med. Acta **22**, 324 (1955).

[*208*] SLAUCK, A.: Die therapeutische Beeinflußbarkeit der Dystrophia myotonica. Verhandl. d. deutsch. Gesellsch. f. inn. Med. **45**, 175 (1933).

[*209*] SLAUCK, A.: Beiträge zur Kenntnis der Muskelveränderungen bei Myxoedem und myotonia atrophica. Ztschr. f. d. ges. Neurol. u. Psychiat. **67**, 276 (1921).

[*210*] SLAUCK, A.: Pathologische Anatomie der Myopathien. Hdb. Neurol. Bumke-Foerster Bd. **16**, S. 412 (1936).

[*211*] SOBERMAN, R., B. B. BRODIE, B. B. LEVI, J. R. AXELROD, V. HOLLANDER und J. M. STEELE: The use of antipyrine in the measurement of total body water in man. J. Biol. Chem. **179**, 31 (1949).

[*212*] SPANG, K.: Rhythmusstörungen des Herzens. Stuttgart: Thieme 1957.

[*213*] SPILLANE, J. D.: The heart in myotonia atrophica. Brit. Heart J. **12**, 343 (1951).

[*214*] STANBURY, J. B., R. R. GOLDSMITH und M. GILLIS: Myotonic dystrophy associated with thyroid disease. J. Clin. Endocrin. **14**, 1437 (1954).

[*215*] STEINBERG, A., F. R. SHECHTER und H. J. SEGAL: True pituitary Addison's disease – a pituitary unitropic deficiency. J. Clin. Endocrin. **14**, 1519 (1954).

[*216*] STEINERT, H.: Myopathologische Beiträge. I. Über das klinische und anatomische Bild des Muskelschwunds der Myotoniker. Dtsch. Ztschr. f. Nervenheilk. **37**, 58 (1909).

[*217*] STEINERT, H.: Ein neuer Fall von atrophischer Myotonie; ein Nachtrag zu meiner Arbeit in Bd. 37 d. Ztschr. Deutsche Ztschr. f. Nervenheilk. **39**, 168 (1910).

[*218*] THIÉBAUT, F., und H. HENROT: Syndromes myxoedémateux et myotonique associés. Rev. neurol. **75**, 30 (1943).

[*219*] THIÉBAUT, F., und R. PLURINAGE: Myotonie dystrophique. Rev. neurol. **75**, 159 (1943).

[*220*] THOMASEN, E.: Myotonia: Thomsen's disease. Paramyotonia. Dystrophia myotonica. Aarhus 1948.

[*221*] THOMSEN, J.: Tonische Krämpfe in willkürlich beweglichen Muskeln in Folge von ererbter psychischer Disposition. (Ataxia muscularis?) Arch. f. Psychiat. **6**, 706 (1875–76).

[*222*] VOGT, A.: Die Katarakt bei myotonischer Dystrophie. Schweiz. Med. Wschr. **II**, 669 (1921).

[223] Vogt, A.: Neue Schweizer Stammbäume von myotonischer Dystrophie (atrophischer Myotonie) aus dem Aargau, St. Gallerland und aus dem Kanton Schaffhausen. Klin. Monatsbl. f. Augenheilk. 72, 422 (1924).

[224] Vogt, A.: Lehrbuch und Atlas der Spaltlampenmikroskopie des lebenden Auges. Berlin 1931.

[225] Voss, G.: Zur Frage der erworbenen Myotonien und ihre Kombination mit der progressiven Muskelatrophie. Dtsch. Ztschr. f. Nervenheilk. 34, 465 (1908).

[226] Waring, J. J., A. Ravin und C. E. Walker: Studies in dystrophia myotonica. II. Clinical features and treatment. Arch. Int. Med. 65, 763 (1940).

[227] Weber, H. H., und H. Portzehl: Kontraktion, ATP-Cyclus und fibrilläre Proteine des Muskels. Erg. Physiolog. 47, 369 (1952).

[228] Weil, A., und M. Keschner: Ein Beitrag zur Klinik und Pathologie der Dystrophia myotonica. Ztschr. f. d. ges. Neurol. u. Psychiat. 108, 687 (1927).

[229] Weisel, W., und W. Auinger: Das Verhalten des I. Herztones beim Menschen unter Nor-Adrenalin und Adrenalin. Ztschr. f. Kreislaufforschung. 40, 707 (1951).

[230] Weisel, W., und W. Auinger: Über die Wirkung blutdrucksenkender und herzfördernder Pharmaka auf den I. Herzton. Ztschr. f. Kreislaufforschung. 42, 497 (1953).

[231] Weiss, S., und F. Kennedy: Clinical experiments in myotonia congenita (Thomsen) with especial reference to the parasympathetic nervous system. Arch. Neurol. u. Psychiat. 11, 543 (1924).

[232] Weitz: Über eigentümliche Muskelerscheinungen bei Myxoedem. Dtsch. Ztschr. f. Nervenheilk. 120, 297 (1931).

[233] Witten und Bradbury: Zitiert nach Labhart.

[234] Wörner, W., und E. Kuhn: Untersuchung der Adenosinphosphate im Blut bei myotonischer Dystrophie. Schweiz. Med. Wschr. 89, 400 (1959).

[235] Wohlfahrt, G.: Dystrophia myotonica and myotonia congenita. Histopathologic studies with special reference to changes in the muscles. J. Neuropathol. 10, 109 (1951).

[236] Wohlfahrt, G.: Aktuelle Probleme der Muskelpathologie. Dtsch. Ztschr. f. Nervenheilk. 173, 426 (1955).

[237] Wroblewski, F., und J. S. La Due: Serum glutamic oxalacetic aminopherase (transaminase) in hepatitis. J. Am. Med. Ass. 160, 1130 (1956).

[238] Wyss, F.: Dystrophia myotonica und Klinefelter-Syndrom. Helvetica Medica Acta 23, 578 (1956).

[239] Zierler, K. L., und J. L. Lilienthal: The myopathies: Including their appearance in constitutional disease. Am. J. Med. 15, 829 (1953).

[240] Zierler, K. L., B. P. Folk, J. W. Magladery und J. L. Lilienthal: On creatinuria in man. The roles of the renal tubules and of muscle mass. Bull. Johns Hopkins Hosp. 85, 370 (1949).

[241] Zinneman, H. H., und J. Rotstein: A study of gamma globulins in dystrophia myotonica. J. Lab. u. Clin. Med. 47, 907 (1956).

Sachverzeichnis